1分鐘隨時做

讓小腹平坦的臀肌伸展操

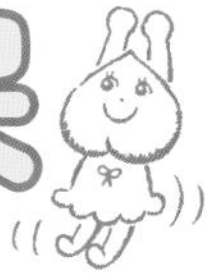

骨盆矯正私人教練
Naoko

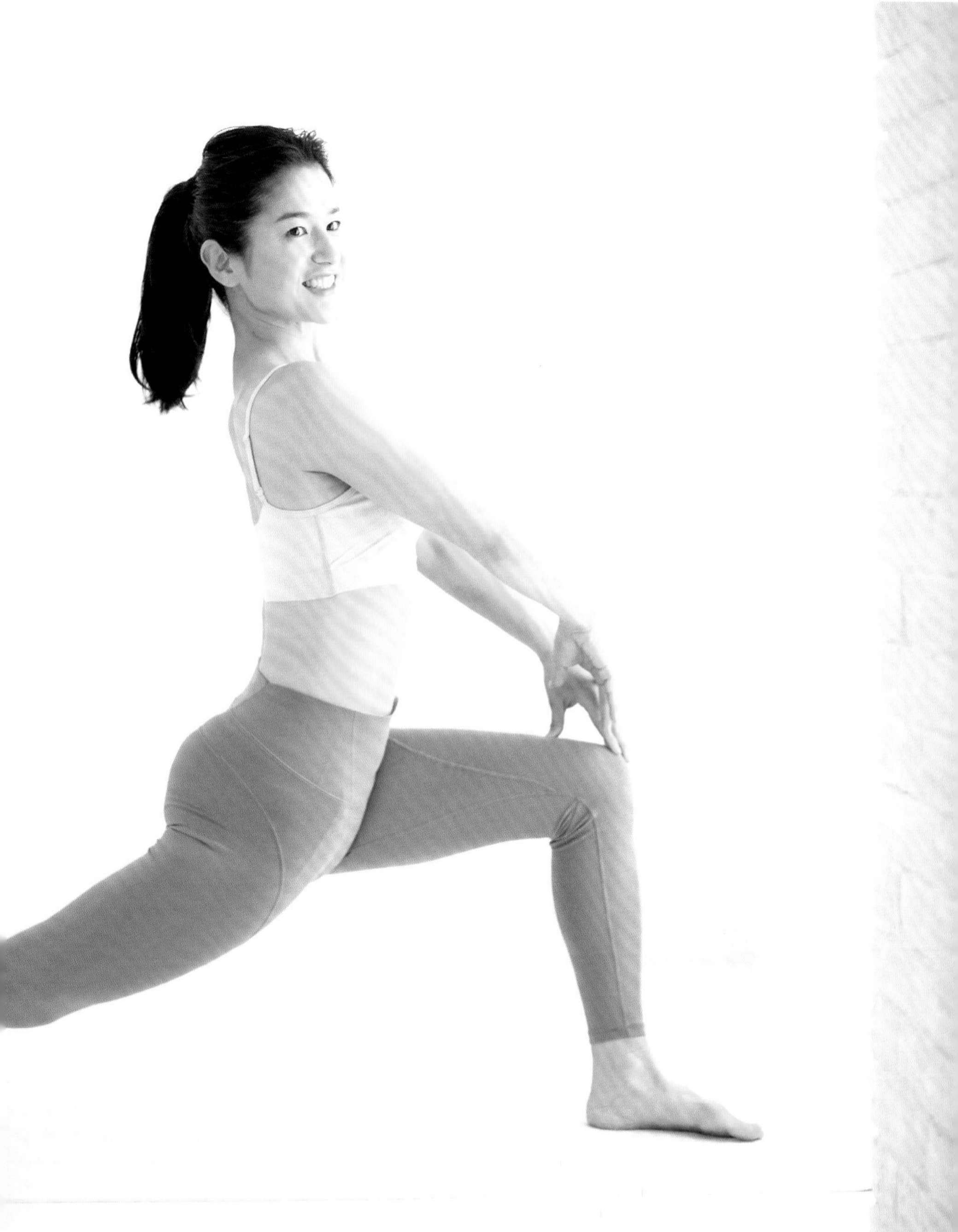

只要伸展臀部
腹部與下半身
就會愈來愈纖細

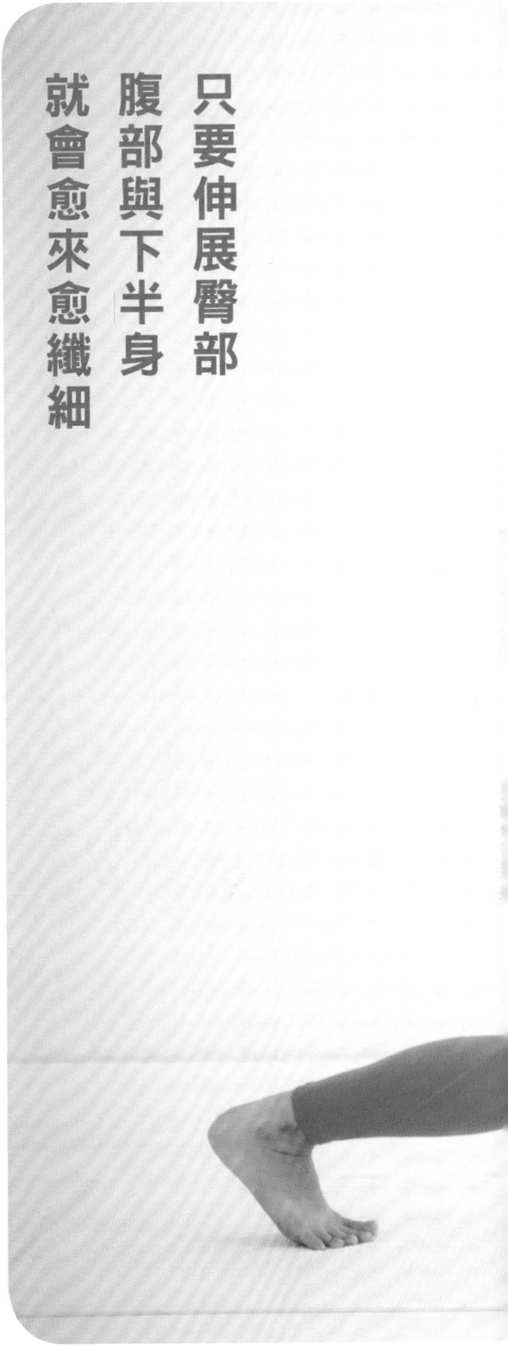

想瘦腹部要練仰臥起坐。
想瘦大腿就練深蹲。
……這些都是已過時的常識。
臀部是身體的底盤，
只要確實伸展、好好調整，
令人在意的贅肉自然而然就會消失。

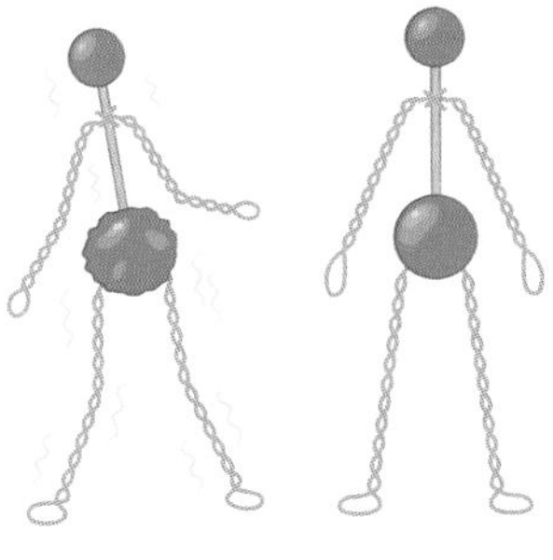

臀部是身體的底盤

臀部是脊椎與大腿骨的起點。身為底盤的臀部無力時，腹部和大腿肌肉就無法發揮原本的功用。

效果看得見，讓人愈練愈開心！
所以才有動力持續下去

「臀肌伸展」能快速見效，
身體會出現明顯的變化。

不斷累積變瘦的成功體驗令人感到雀躍，
內心覺得愉快有趣，腦也會隨之產生反應，
自然就想持續練下去。
等在前方的，就是自己有史以來最棒的身材。

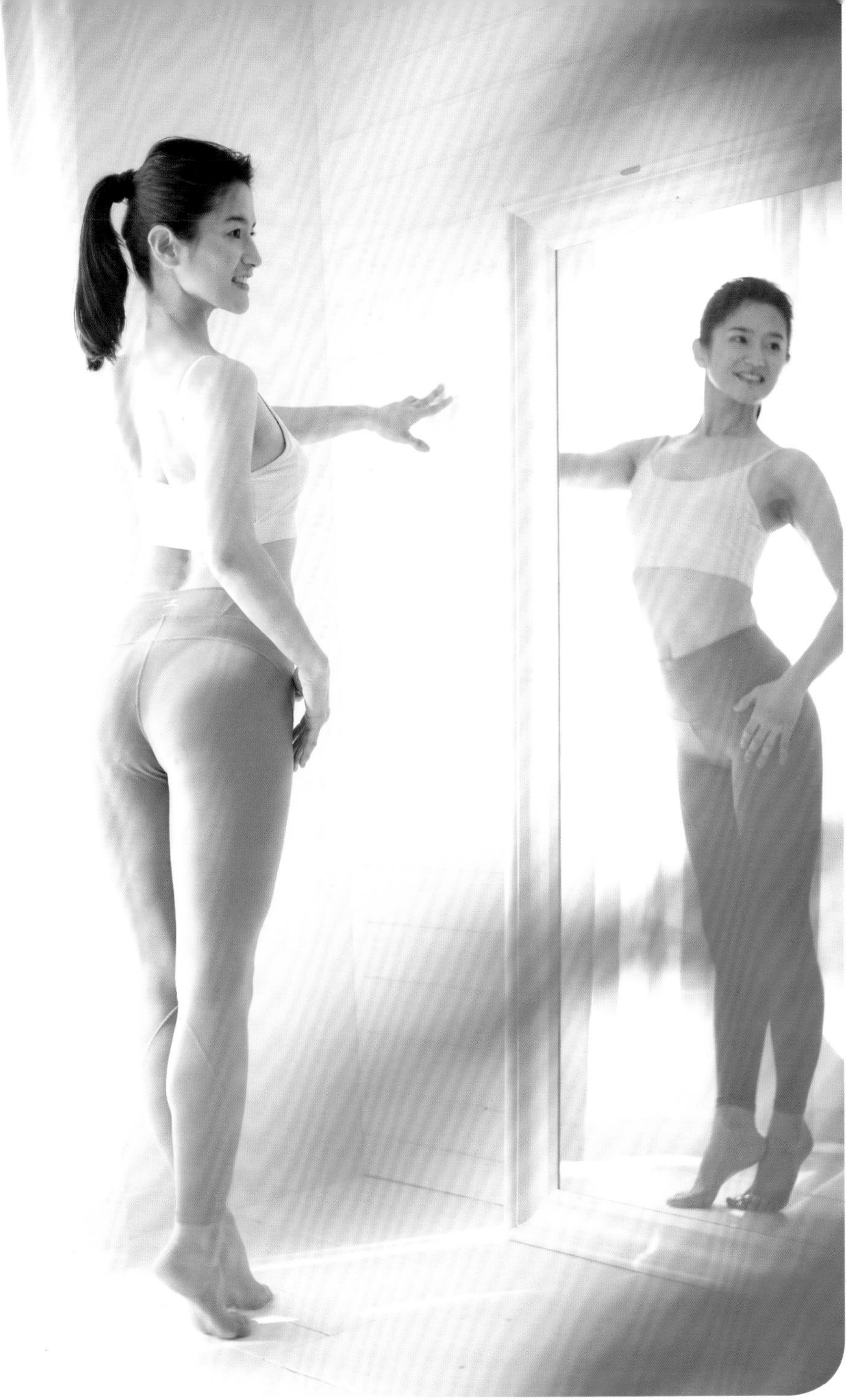

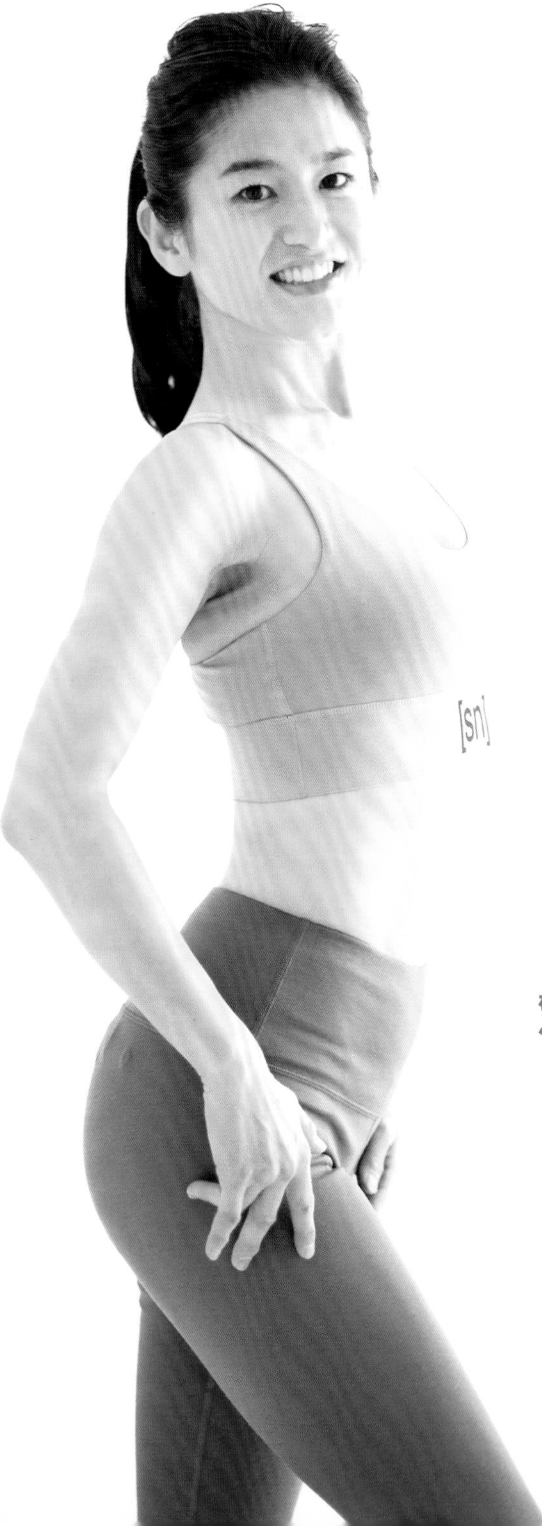

B88・W62・H90，穠纖合度的身材！現在就是我人生中最佳的體態

現年42歲，
三個孩子的母親

驚人的姣好身材

Body's Data

身高：164cm
體重：50kg
體脂率：19%
胸圍：88cm
腰圍：62cm
臀圍：90cm

各位讀者大家好，我是骨盆矯正專業私人教練&整體師，Nako。我今年42歲，是三個孩子的母親，我覺得現在是我個人史中，身體狀況的最佳狀態。

我並未勤練肌肉，也未曾以苛刻的方式鍛鍊自己的身體，更沒有從事慢跑等運動。儘管身為健身教練，但我每天育兒工作兩頭燒，能保養身材的時間其實相當有限。

即便如此，我還是能維持理想的體態，原因就在於透過「臀肌伸展」鍛鍊臀部的肌肉。

臀部是身體的底盤。

當臀部處於鬆懈狀態時，身體就容易歪斜，很多肌肉就會跟著停擺不動，進而造成脂肪堆積。反過來說，只要調整好臀部，就能均衡活動到各部位的肌肉，從而保有理想的體態。

我在30歲、35歲、40歲每隔五年便歷經一次生產，產後皆能順利減下每次孕期中所增加的14～15公斤。尤其是開發出「臀肌伸展」瘦身法後的40歲生產，雖然比30歲初產時多了10歲，但產後的體力、體型恢復卻是最順利的。因此我確信「臀肌伸展」對身體而言乃是正確的塑身方法。

儘管現在的我與減肥無緣，不過20幾歲時曾因為不規律的生活作息與壓力，導致有段時期比現在還胖12公斤。不但有O型腿、拇趾外翻、腰痛、皮

40歲懷孕
& 生產
一切順遂零狀況

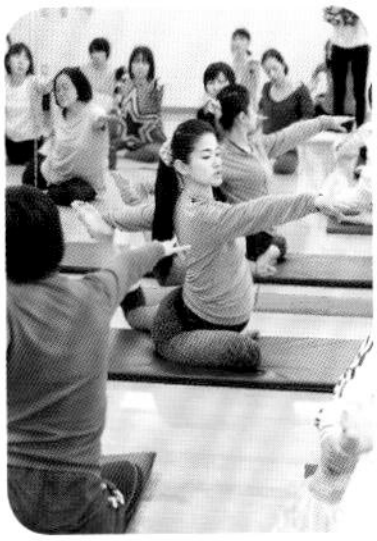

臀肌伸展幫助我在孕期中維持良好的健康狀態，直到產前都能持續工作。

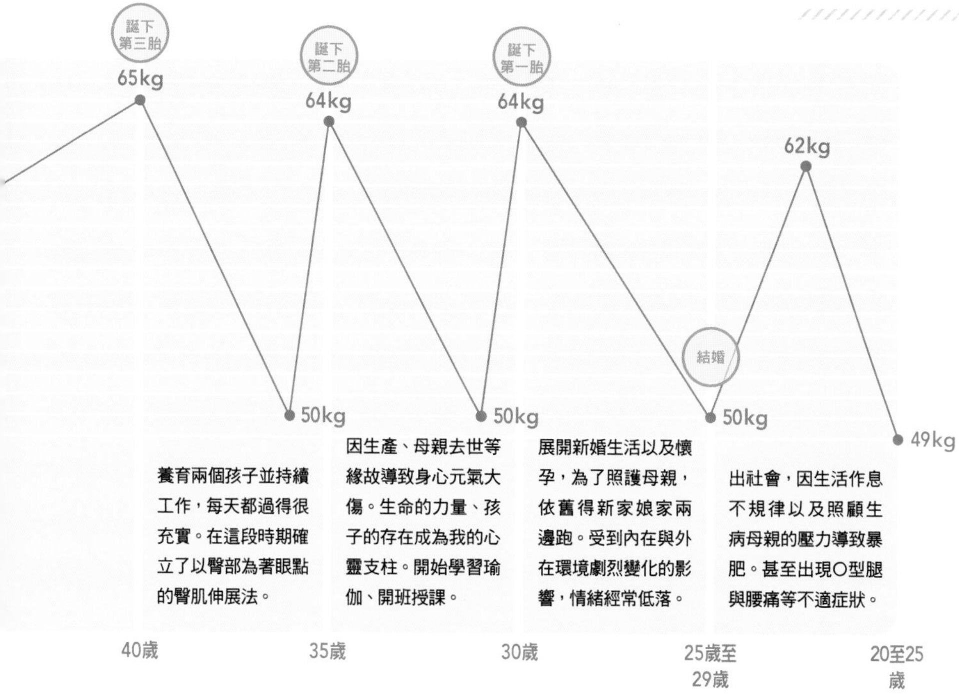
誕下第三胎
65kg
誕下第二胎
64kg
誕下第一胎
64kg
62kg
結婚
50kg
50kg
50kg
49kg
因生產、母親去世等緣故導致身心元氣大傷。生命的力量、孩子的存在成為我的心靈支柱。開始學習瑜伽、開班授課。
展開新婚生活以及懷孕，為了照護母親，依舊得新家娘家兩邊跑。受到內在與外在環境劇烈變化的影響，情緒經常低落。
養育兩個孩子並持續工作，每天都過得很充實。在這段時期確立了以臀部為著眼點的臀肌伸展法。
出社會，因生活作息不規律以及照顧生病母親的壓力導致暴肥。甚至出現O型腿與腰痛等不適症狀。
40歲
35歲
30歲
25歲至29歲
20至25歲

膚問題等諸多困擾，還曾兩度閃到腰。固定上整體院與健身房後，體重總算降了下來，但身體狀況卻不見改善。現在回想起來，這應該與我當時整個人散發著負能量有關。

開始正式投入塑身保健的學習則是在31歲之時。短短數年間歷經結婚、生產、照護母親以及母親去世等人生重大變化後，我才終於曉得既能塑身又能紓壓的瑜伽魅力，因而產生鑽研的動機。練瑜伽後，內心累積多年的疲憊，以及身體的毛病全都不見了。為了向更多人宣揚瑜伽的美好，我進出師資培訓學校，並以瑜伽老師的身分展開活動。

然而成立瑜伽教室後，我卻數度遇到無法回答學生煩惱的窘境。瑜伽是相當優秀的健身法，但我深覺從多方面學習能夠解決減重、姿勢不正、疼痛與僵硬等身體煩惱的技術，是刻不容緩的事，因此

現在則
育兒與工作兼顧
過著充實的每一天

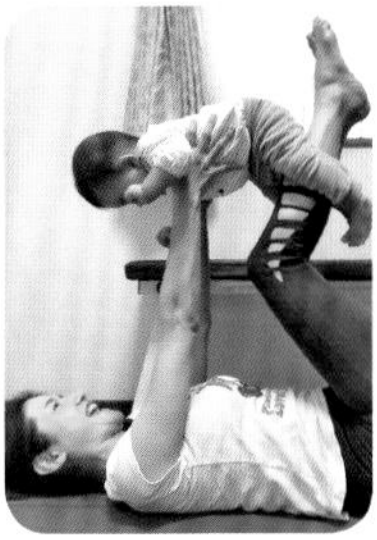

身為健身教練＆三個孩子的媽，每天都十分忙碌。透過臀肌伸展法保養身體，常保活力。

體重62公斤
毛病一大堆
的時期

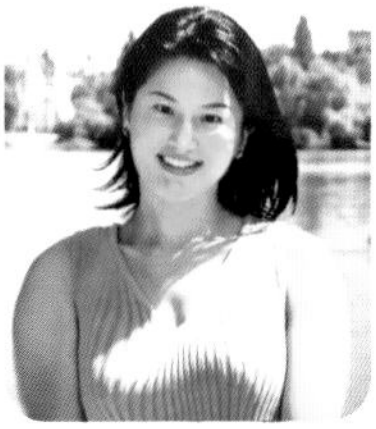

剛出社會，最胖的時期。腰痛與皮膚問題等狀況層出不窮，也累積了不少壓力。

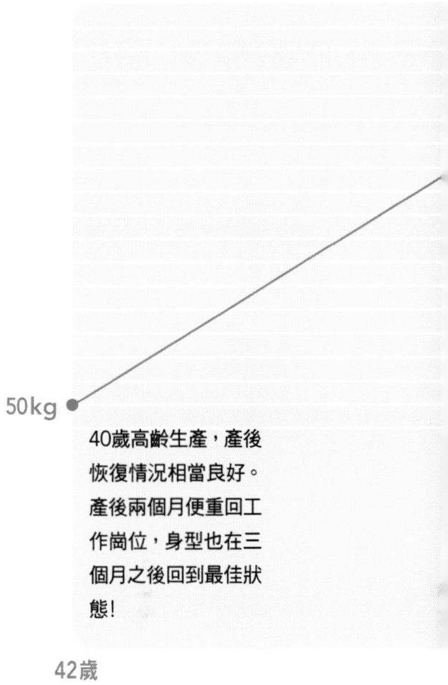
50kg
40歲高齡生產，產後恢復情況相當良好。產後兩個月便重回工作崗位，身型也在三個月之後回到最佳狀態！
42歲

我涉獵了核心訓練、皮拉提斯、整體、護膚美容等各種保健身體的方法。

在學習過程中我發現，以「臀部」為焦點進行訓練時，不但有助於學員做出正確的動作，還能迅速產生效果。在嘗試錯誤的過程中，我終於開發出透過整體、拉筋、肌肉鍛鍊等達到瘦身效果的「臀肌伸展」法。身體僵硬、沒有運動習慣、減肥一再失敗……無論屬於何種狀況，「臀肌伸展」都有辦法為所有人帶來人生中的最佳體態。

腹部變
平坦

才上一堂課
原本穿的褲子就變鬆了

Y・O 小姐

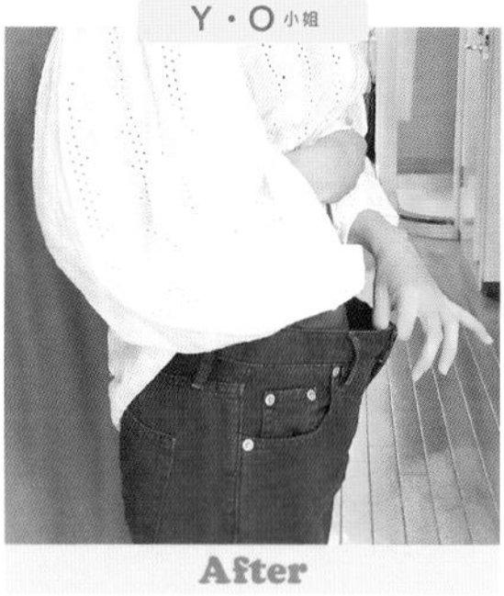
After

腰圍小了10公分！

G・Y 小姐

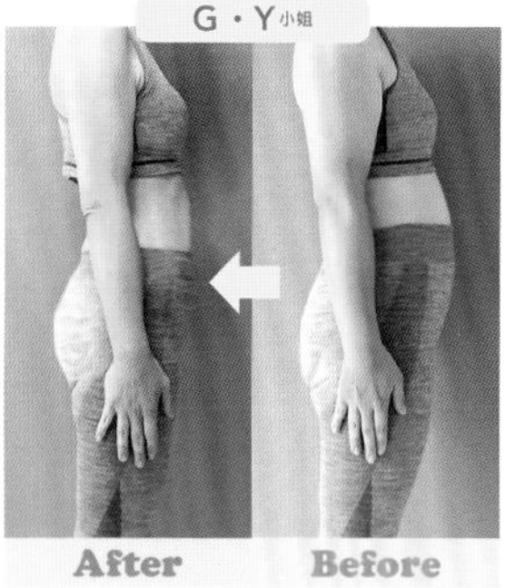
After
Before

從水桶腰變成
凹凸有致的身材！

M 小姐

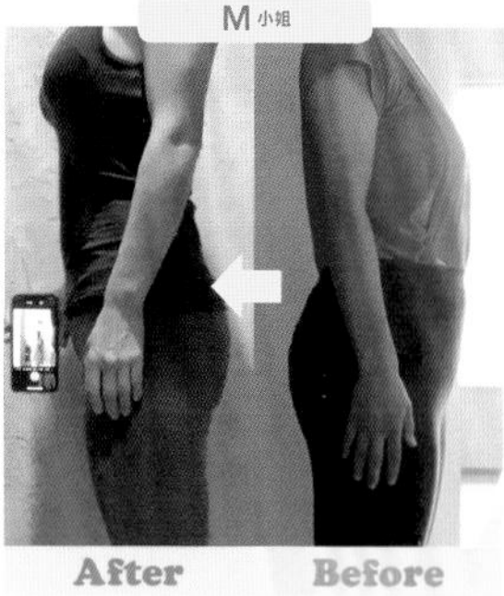
After
Before

成果分享！

我們也透過臀肌伸展
鍛鍊出曼妙的好身材

本篇將介紹學員接受臀肌伸展訓練課程後的成果。
Before→After的大變身，令人驚訝連連！

出現
腰身

腰圍一口氣掉了
12公分！

H 小姐

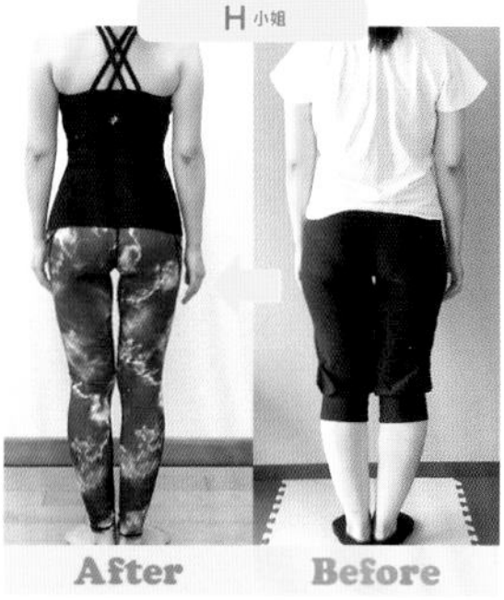
After
Before

腰圍與骨盆周圍減了
10公分

K・M 小姐

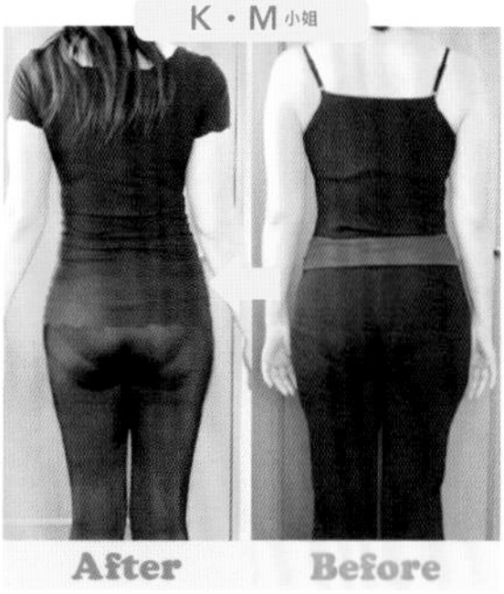
After
Before

才一個月
腰圍就少了5公分

H 小姐

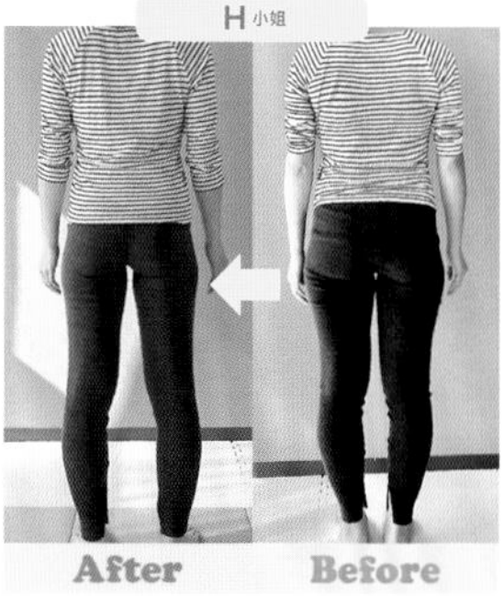
After
Before

雙腿變得筆直修長

O型腿變筆直！
而且還變細！

Chami小姐

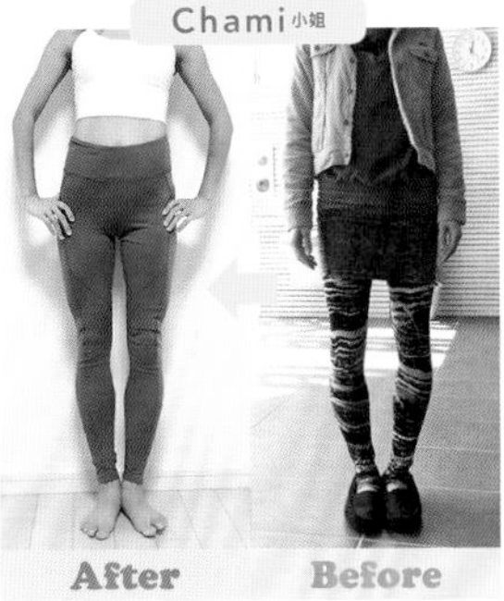
After
Before

瘦了8公斤！

O・K小姐

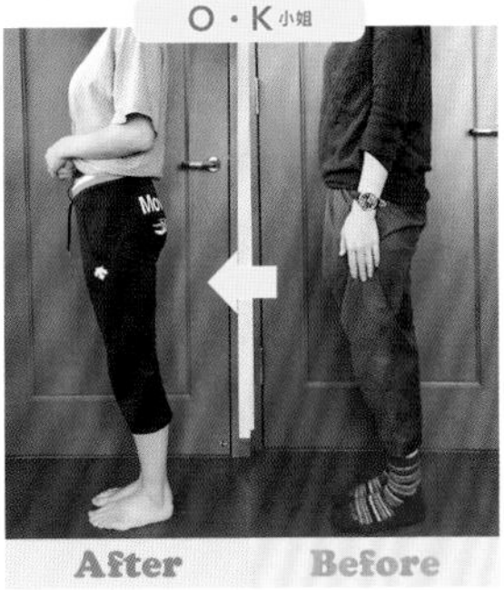
After
Before

治好了O型腿
以後敢穿露膝蓋的裙子了！

H・R小姐

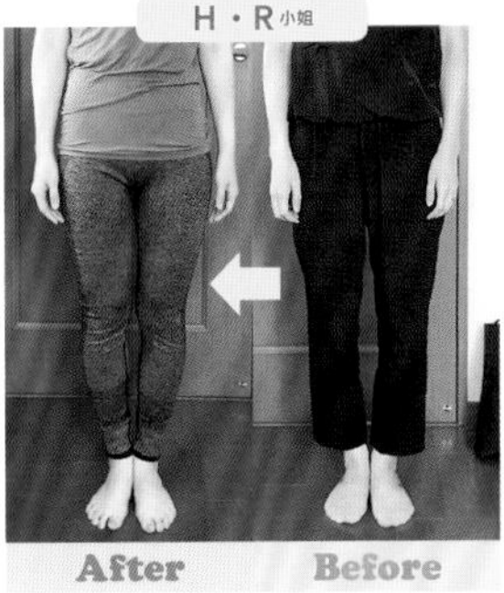
After
Before

骨盆縮小

臀部變翹往上提

I小姐

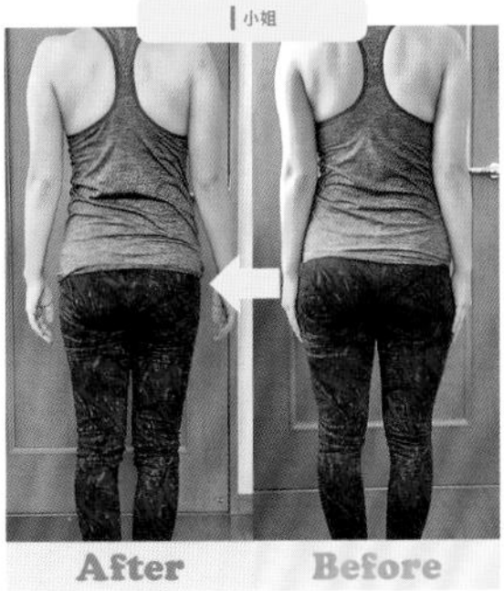
After
Before

骨盆周圍小了9.5公分

G・K小姐

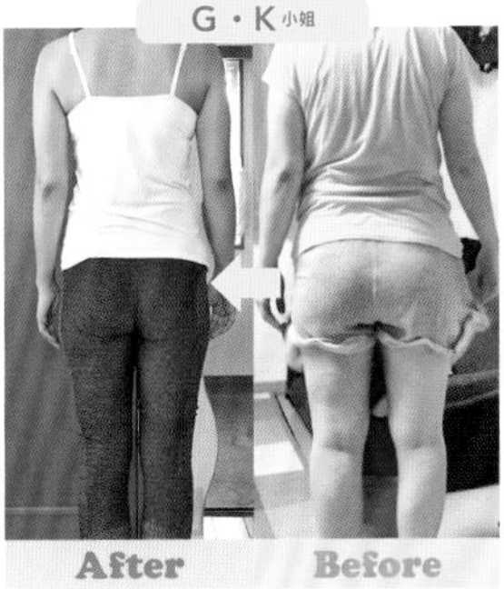
After
Before

消除身體歪斜

才上一次課而已
脖子就變直了

K・H小姐

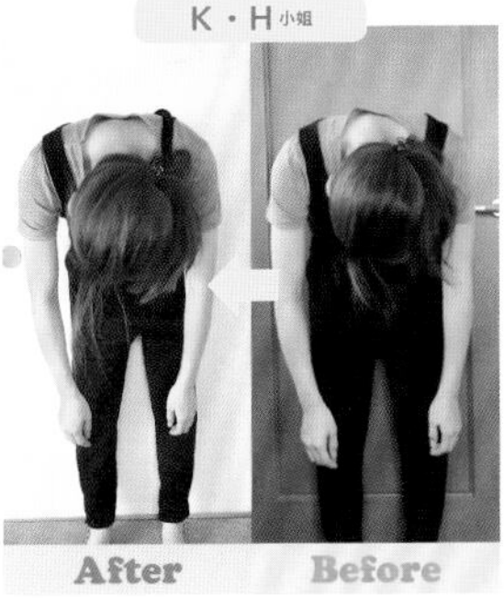
After
Before

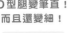

臉變小了

雙下巴消失無蹤！

Harunao小姐

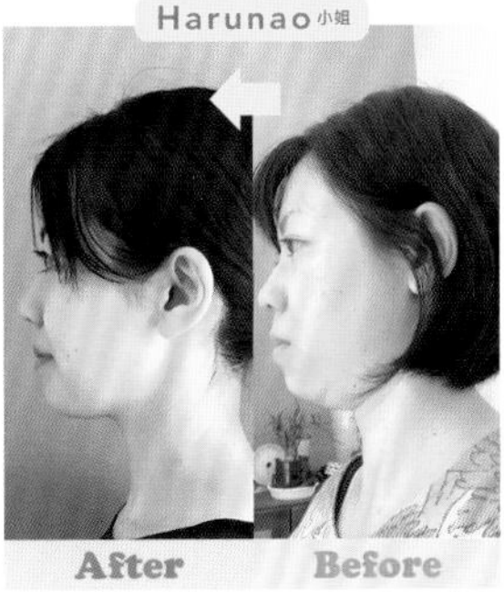
After
Before

臀肌伸展其實就是一種……

能自力進行的「整體」！

整體＋伸展＋肌肉鍛鍊
的三重功效，迅速確實地
達到瘦身效果！

臀肌伸展的最大特色就是具有高度的整體效果，能調整身體的歪斜。在整體院進行相關療程必須花費時間與金錢，但透過臀肌伸展法就能靠自己進行調整。

沒有整體師施加力道，就要自己意識到自身的體重。就動作來看屬於「伸展」，但在伸展的同時也會運用到「壓制」這種反作用力，將注意力放在壓制的動作上，便可達到請他人從旁協助的效果。

這股壓制的力道還能鍛鍊肌肉，而這也是臀肌伸展法的厲害之處。透過舒活筋骨的伸展操、鍛鍊肌肉的壓制力，以及整體的手法，讓每個訓練動作一次就能發揮三種功效，自然就能輕鬆快速地瘦下來。

請人從旁協助時……

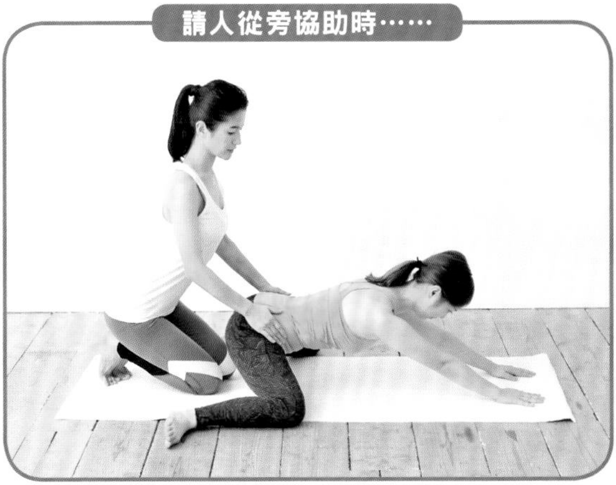

臂肌伸展的做法則是……

在自行整體的同時還能鍛鍊到肌肉！

以圖片中的姿勢調整骨盆時，若要請人從旁協助，勢必得針對腰部進行按壓。若透過臂肌伸展法，只要將意識集中在臂部與頭部彼此拉鋸的動作上，就能收到同等的效果。由於不假他人之手，而是運用自身之力，因此才會鍛鍊到肌肉。

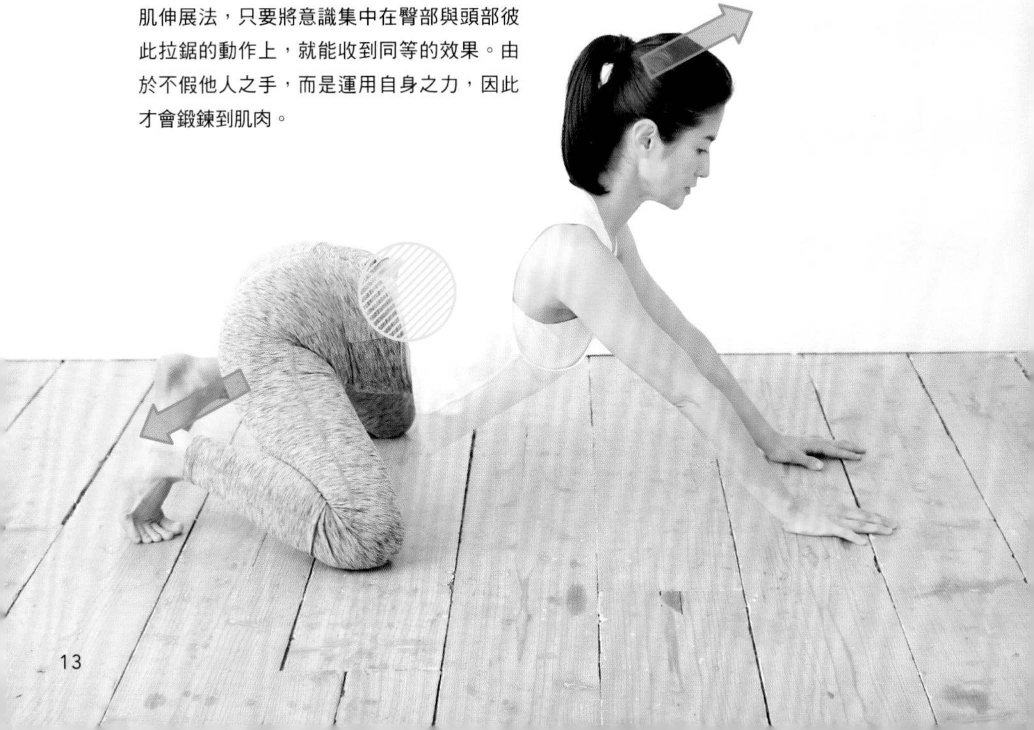

腹部與下半身會變瘦

能確實運用臀部肌肉者，沒有人會長出游泳圈，或讓屁股跟大腿看上去沒有分別。這是因為只要調整好臀部的狀態，原本荒廢的腹部與大腿肌肉就會開始運作，進而燃燒囤積的脂肪。

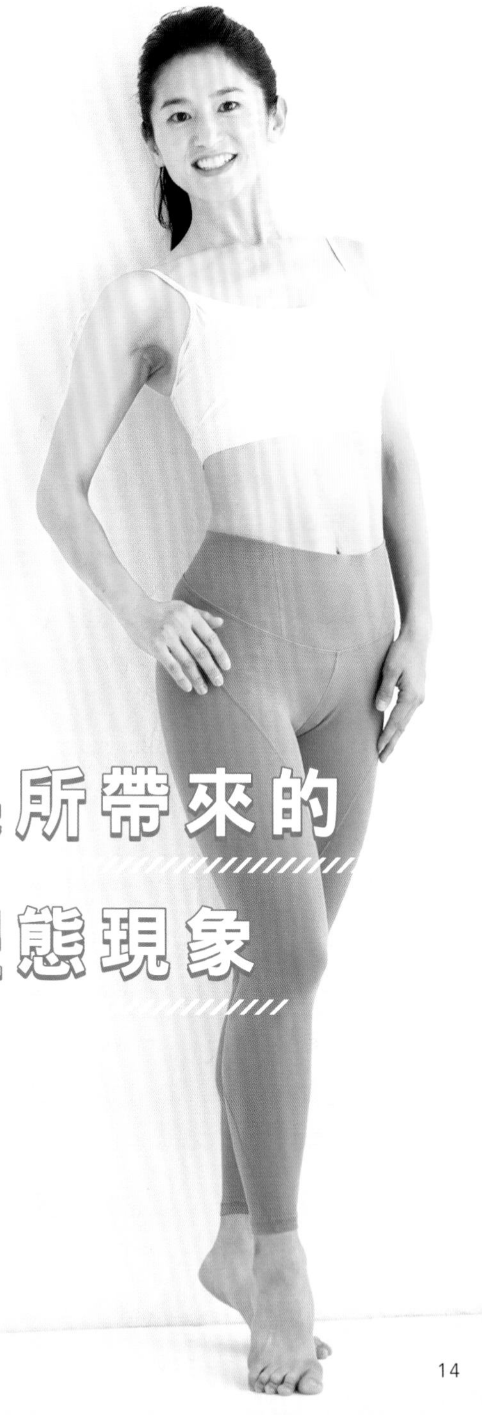

臀肌伸展所帶來的美化體態現象

姿勢會更加良好

支撐骨盆的主要肌肉為臀部肌群，因此只要調整臀部狀態，便有助於改善骨盤的歪斜。底盤穩固後，自骨盆延伸的脊椎也能重回原本的S型曲線。髖關節獲得舒展，可動範圍就會擴大，步伐也會隨之變大。

腰身會相當明顯

臀肌伸展法非常注重呼吸與動作的配合。呼吸是鍛鍊深層肌肉的最佳訓練法。拉提橫膈膜與髂腰肌等腹部周圍的深層肌肉時，就能從身體內側塑造出纖細的腰線。

肌膚健康有光澤

可稱之為天然精華液的腦脊髓液與淋巴液，會流經沿著脊椎分布的粗大管道。透過臀肌伸展鍛鍊脊椎時，便能促進這些液體的流動。以我本身來說，現在的膚質比十幾二十歲時更富光澤和彈性，斑點、皺紋、皮膚問題等煩惱也跟著解決。

不容易變胖

調整臀部狀態，讓閒置的肌肉開始發揮作用後，基礎代謝率（＝在休息狀態下身體所須消耗的熱量）便隨之上升。此外，臀部穩定時，身體的支點會較穩固，日常動作中的肌肉活動量也會隨之增加，能因此轉變為吃東西也不易發胖的體質。

Contents

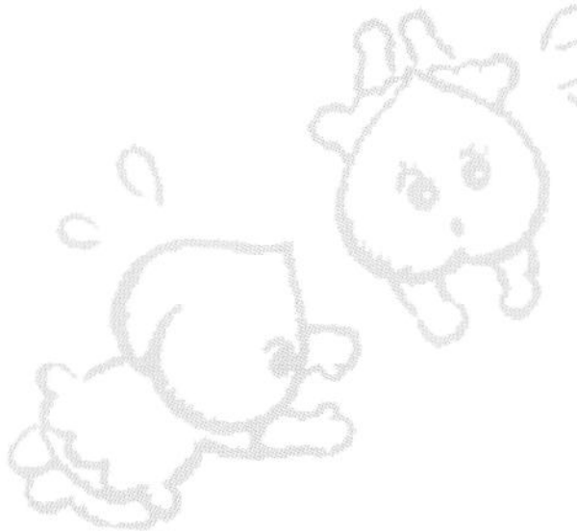

第3章 透過臀肌伸展局部瘦身＆改善不適

第4章 臀部・腹部・下半身訓練

Column

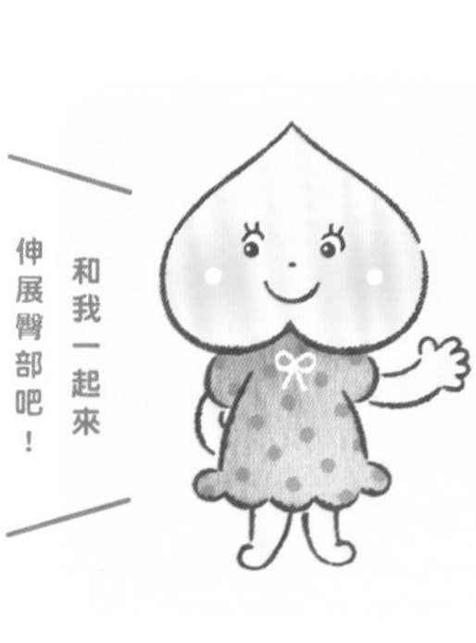

臀部精靈 小蜜桃

擁有豐富臀肌伸展相關知識的臀部小精靈，為大家的減重塑身加油打氣！

●注意●

進行臀肌伸展時，為防止身體打滑傷及腰部或膝蓋，請鋪上運動軟墊。

第1章

臀肌伸展能瘦身的原因

雕塑體態
的關鍵
就在臀部

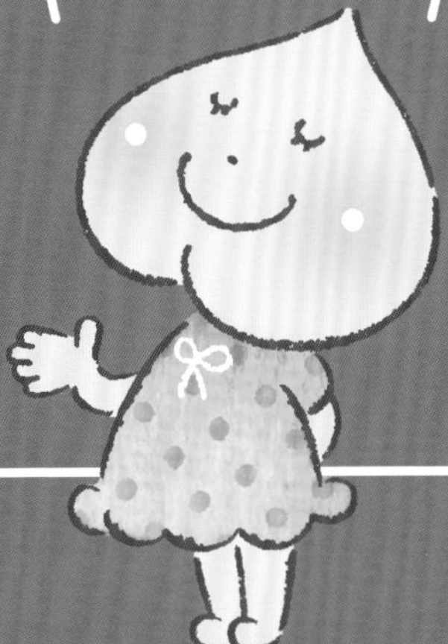

不懂得運用臀部 下半身&腹部 就永遠無法變瘦

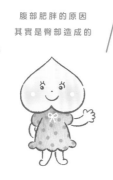

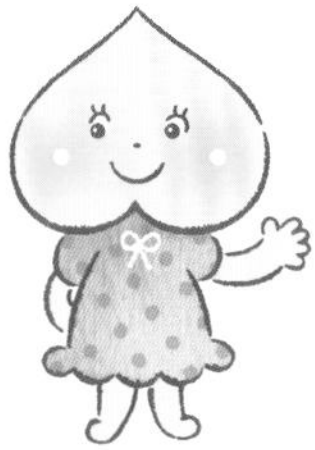
腹部肥胖的原因
其實是臀部造成的

很多人認為腹部或下半身肥胖的原因在於運動不足，導致脂肪囤積在腹肌上或大腿處，但真正的原因其實出在臀部。

臀部是身體的底盤，下接雙腿，上接脊椎。就好比免洗筷插入黏土中能維持固定，但若插入泥巴球內就會鬆動不穩定那樣，未運用到臀部肌肉時，身體各處就會發生歪斜扭曲的情況。

當身體歪斜時，便無法均衡使用全身的肌肉，進而衍生出閒置與過勞的肌肉。代表性的閒置肌肉為下腹部與大腿內側、後側的肌肉。當肌肉不發揮作用時，脂肪就會累積在該處。

另一方面，經常處於過勞狀態的是肩膀周圍、腰部、大腿前側等部位的肌肉，這些部位的肌肉會因緊繃而變得僵硬粗壯，且容易引起疼痛。

當臀部罷工時
肌肉就會失去平衡

腹部、大腿內側、後側的肌肉往往容易閒置，也因此導致大腿前側與腰部肌肉過勞。

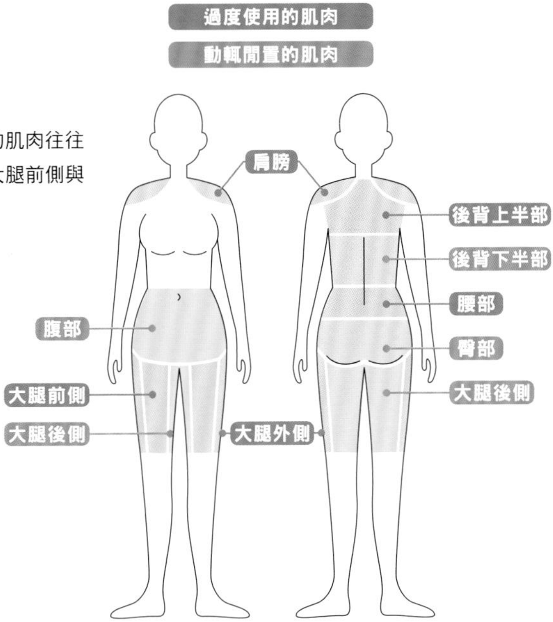
過度使用的肌肉
動輒閒置的肌肉
肩膀
後背上半部
後背下半部
腰部
腹部
臀部
大腿前側
大腿後側
大腿外側
大腿後側

不懂得運用臀部
便無法正確鍛鍊到肌肉！

深蹲的目的是鍛鍊臀部與大腿後側。若無法確實使用這些肌肉，就會優先依賴大腿前側的力量來活動。結果非但無法練出如滑冰選手般的纖細雙腿，腿型還會變得像自行車選手般壯碩。

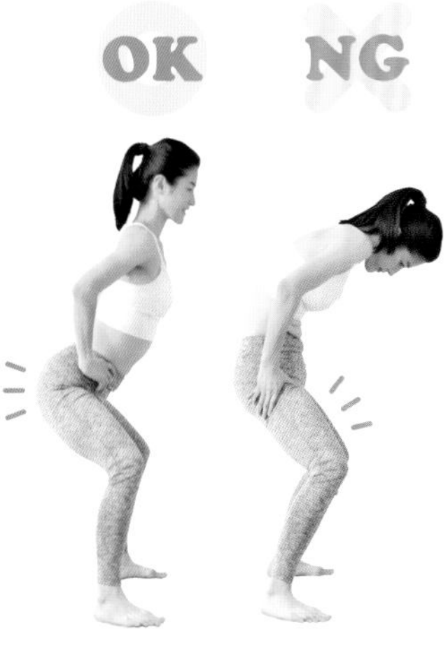
OK
NG

人往往習慣使用容易使喚的肌肉。許多人進行深蹲時不太會利用大腿後側或內側的力量，而是慣性使用大腿前側的肌肉。而原本應該負責某些動作的部位因無從發揮功能，而由其他肌肉代為補足完成的現象，稱之為「代償作用」。

除非調整好臀部的狀態，否則做再多的腹肌訓練與深蹲，也無法讓腹部或雙腿變瘦。

臀部罷工的原因在於每日的前傾生活習慣

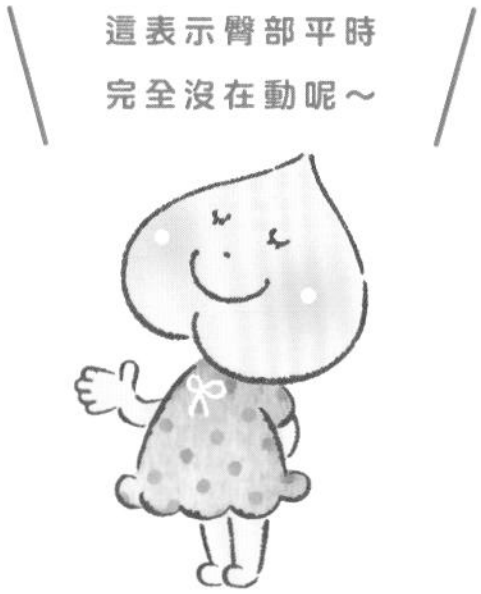
這表示臀部平時
完全沒在動呢～

人類得以從四足行走的狀態轉變為雙足步行，正是拜臀部肌肉發達所賜。最好的佐證就是，以全身肌肉量來看，人類雙腿與背部的肌肉比率雖然不敵其他動物，但臀部肌肉所占的比率卻一枝獨秀。

換言之，運用臀部肌肉來活動身體，可說是雙足步行人類原本應有的活動方式。臀部連結著大腿的股四頭肌與背部的背闊肌等大肌肉。只有臀部肌肉發揮作用，才能確實帶動這些大肌肉。

如此重要的臀部為何會變得衰弱呢？原因就在於現代人的生活習慣。無論是每天的伏案工作、在電車內滑手機、購物時推著購物車，抑或抱小孩，所有的動作都僅使用到身體前側的肌肉。由於重心經常往前移的緣故，不會使用到身體背面的肌肉，臀部的肌肉也因此跟著衰退。

再加上我們總想著省力，懶得多動也是其中一

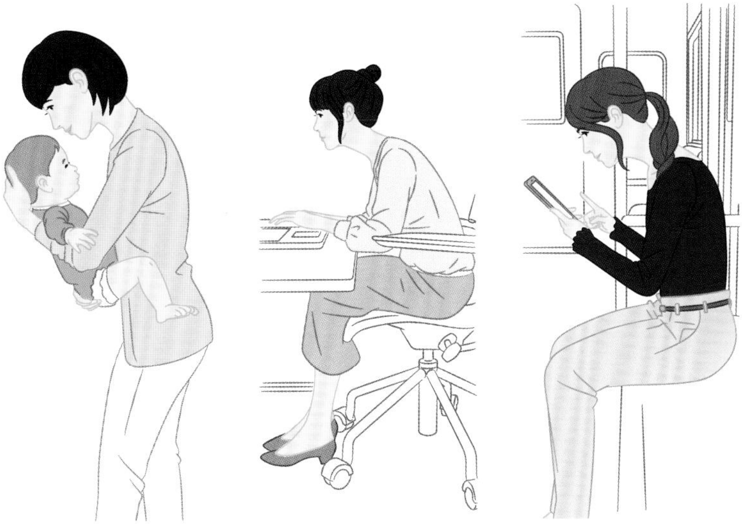

日常生活中慣性做出前傾姿勢

無論是工作、家事或休閒活動，舉凡能長時間維持相同姿勢的動作，重心幾乎都落在身體前側，這就是令臀部功能衰退的原因。

個原因。兒童的身體幾乎不會發生歪斜的狀況，正是因為他們總是好動靜不下來的緣故。我們為了追求效率而力求動作精簡，而且老是維持前傾的姿勢，慣性使用相同的肌肉，臀部就會愈來愈無法發揮作用，因而助長歪斜。

順帶一提，從事體育運動的人如果總是做相同的動作，只用到特定的肌肉時，也會發生身體歪斜的情形。

我們是讓臀部發達起來，進而達成雙足步行的人類。當臀部的作用停擺時，不但身體會歪斜、變胖，最終甚至可能導致腰部彎曲，加劇無法自力行走的風險。

你的屁股是否還在休眠中？

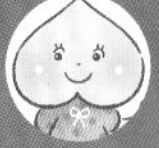

臀部荒廢度檢查

本單元將從動作、姿勢以及日常習慣帶領讀者進行確認，看看自己是否確實運用到臀部肌肉。

俯臥抬腳

肌力檢查

做法＆判斷

呈俯臥姿勢，左右腳跟貼合，膝蓋朝外打開。在此狀態下利用臀部的力量抬起雙腳。膝蓋往內夾、重心往前移、拱腰皆為NG姿勢。雙腳往上抬時恥骨能貼地才算及格。

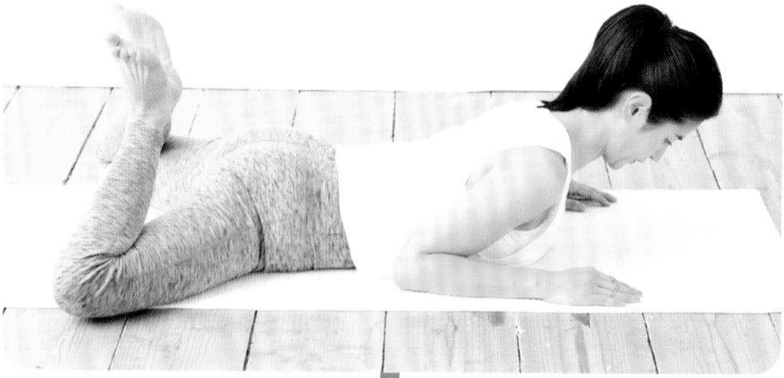

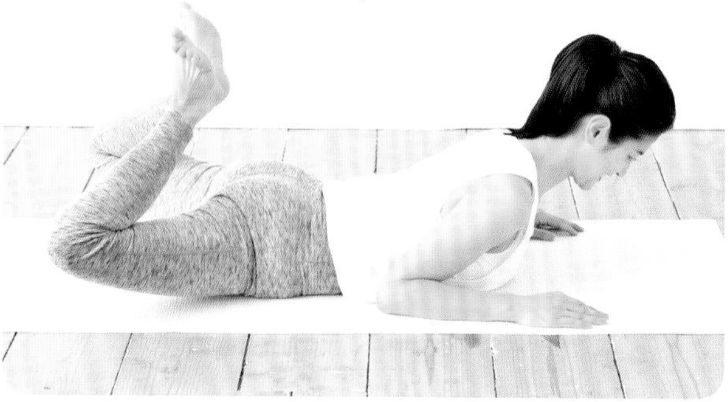

NG

不可將重心往前移

因重心往前移導致拱腰時，無須借助臀部的力量也能將腳往上抬。

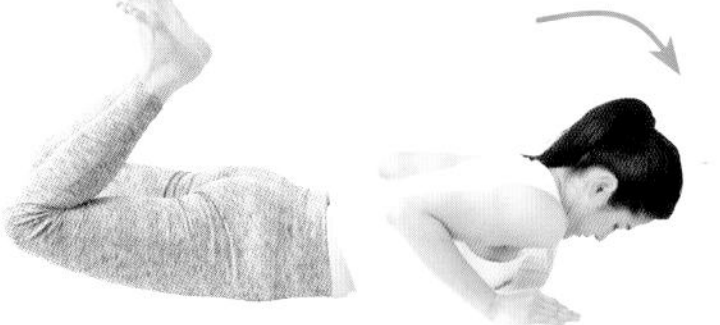

坐姿按壓

左右落差檢查

做法＆判斷

雙腳打開坐下，左右腳掌靠攏。雙手置於腳踝下方，利用雙腳往外拉的力道來按壓手掌。若手掌所感受到的壓力左右不同時，便代表臀部肌力與髖關節的僵硬程度有左右落差。

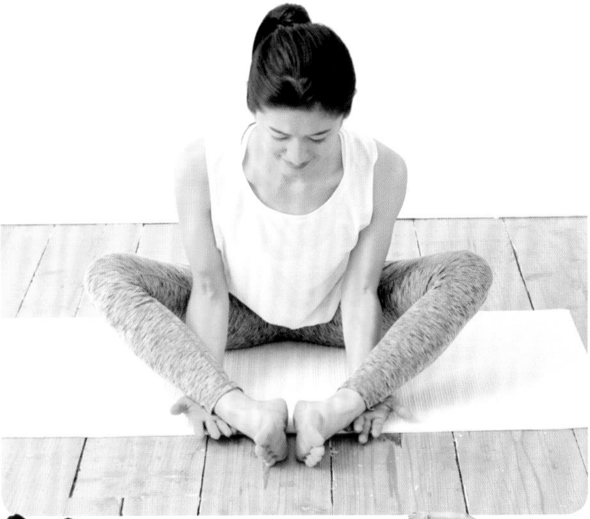

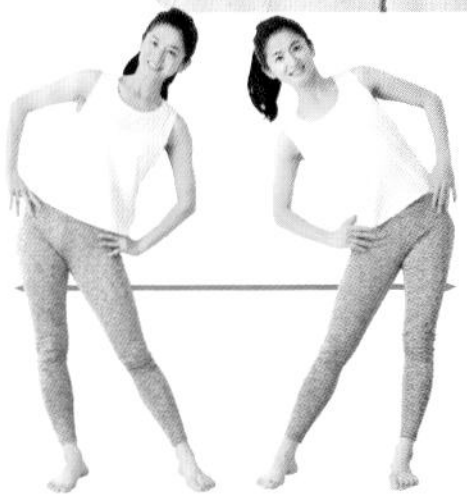

也可透過這些動作進行檢查

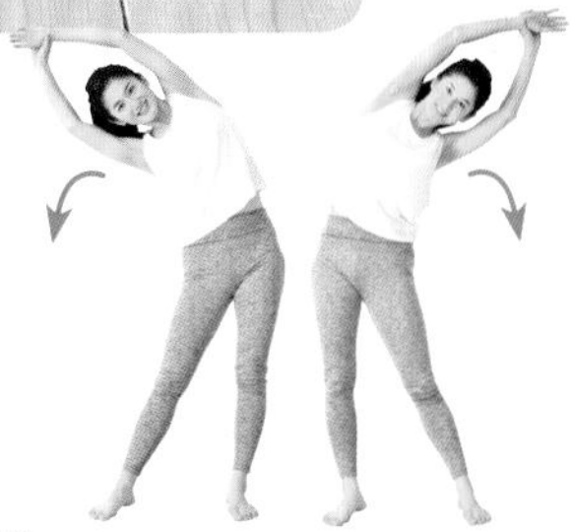

滑動臀部

背部貼牆，雙腳往前跨一步站立。雙手置於腰側，頭部貼住牆壁，臀部一邊壓住牆壁，一邊從右往左滑動。請確認活動臀部時的難易度是否左右不同。

上半身側彎

背部貼牆站立，雙腳往前跨一步。抬起雙臂，右手拉著左手腕並將身體往右彎。換手往另一側做出同樣的動作。請感受身體側彎時的難易度是否左右不同。

\ 透過鏡子＆照片 /

歪斜檢查

做法＆判斷

照鏡子或請人幫忙拍照，從正面與側面檢查姿勢。若符合的項目為四個以下時，代表臀部肌肉衰退的可能性相當大！

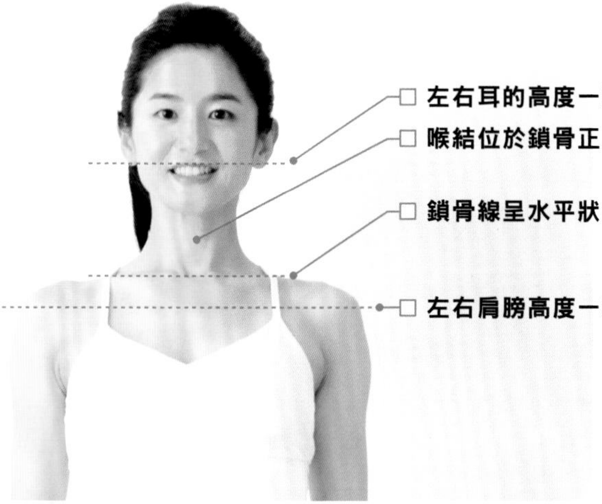

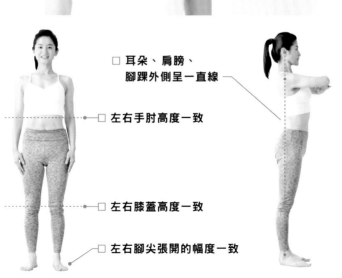

- □ 左右耳的高度一致
- □ 喉結位於鎖骨正中央
- □ 鎖骨線呈水平狀態
- □ 左右肩膀高度一致

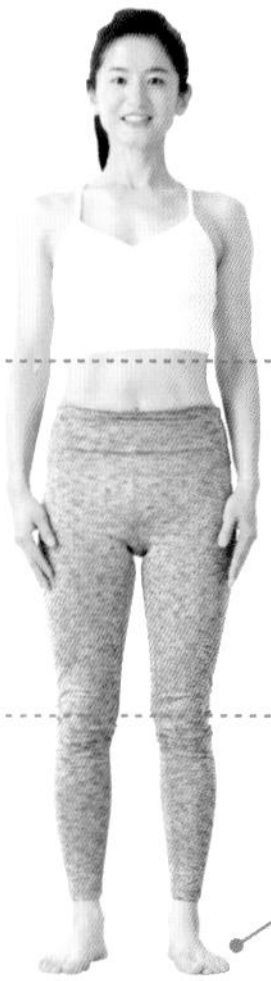

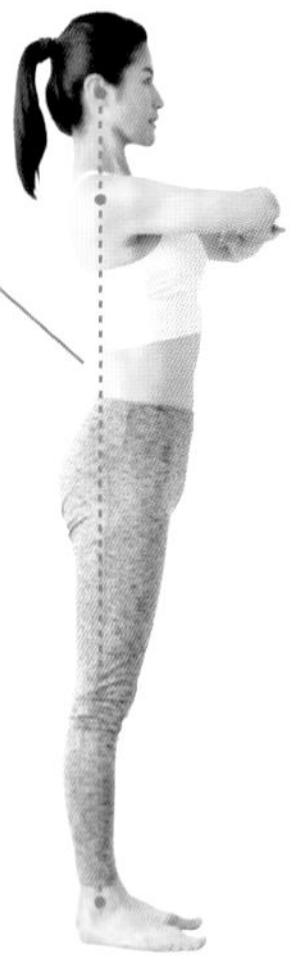

- □ 耳朵、肩膀、腳踝外側呈一直線
- □ 左右手肘高度一致
- □ 左右膝蓋高度一致
- □ 左右腳尖張開的幅度一致

\ 透過平常的慣性動作或習慣 /

身體失衡度檢查

做法&判斷

請逐一確認每個項目。若符合三個以上，就不排除身體各處可能因臀部衰退而有失衡的情況。

- □ 包包老是揹同一邊
- □ 習慣只用單邊咀嚼食物
- □ 坐著時總忍不住想托腮
- □ 雙腿固定往某一側交疊
- □ 從事網球或高爾夫等施力動作較不均衡的運動
- □ 鞋子的磨損程度左右不同
- □ 鞋子只有外側部分有磨損
- □ 臀部大小與硬度左右不同
- □ 左右眼視力不同
- □ 肩頸僵硬與腰痛症狀左右不同
- □ 裙頭容易位移
- □ 就寢時很常側睡或趴睡
- □ 拍攝紀念照被調整成筆直的姿勢時，身體會覺得很彆扭

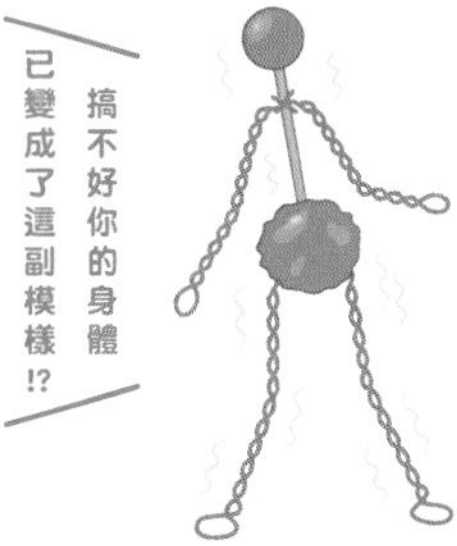
搞不好你的身體
已變成了這副模樣!?

Column 1

正因為明白肥胖的好處才能順利瘦下來！

有些人減肥中因壓力而暴飲暴食、也有非常想減重卻一再拖延的人。瘦不下來的人並非意志薄弱，而是在其意識深處，說不定存在著連本人都沒發現的「胖也無所謂」之願望。

各位讀者是否認為沒有這回事呢？其實肥胖的好處相當多。例如「變胖以後也就不必注重打扮」「無須斤斤計較，能慵懶過日子」「就算瘦下來，接下來的人生也都必須為了維持身材而辛苦（錯誤認知）」……。

潛意識中若存在著這些想法，腦就會發出維持現狀的指令，而讓當事人覺得減肥是十分有壓力的一件事。

首先應自我察覺到肥胖是好處多多的。然後再將這些好處與達成自身理想所帶來的好處兩相比較。當腦認同達成自身理想所帶來的好處比較大時，減肥中的壓力就會驟減，進而順利瘦身。

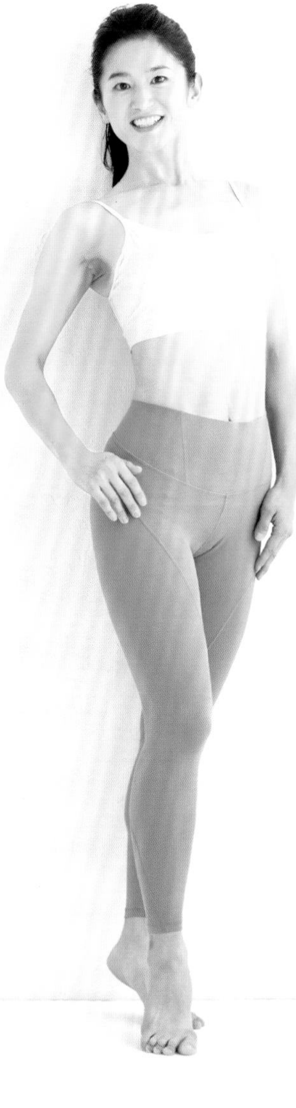

第2章

基礎的臀肌伸展法

刺激
骨盆&深層肌肉

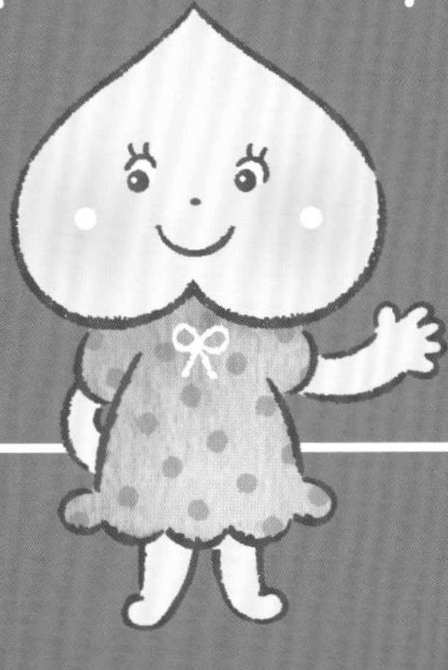

臀肌伸展能改變骨盆的狀態
所以才能有效率地瘦下來！

位於臀部深處的骨盆，對塑身減重而言是非常重要的部位。骨盆歪斜或外擴時，就無法雕塑出女性特有的玲瓏曲線。

臀肌伸展法將焦點鎖定在活動臀部以矯正骨盆的手法上。

而這些方法能為骨盆帶來以下四項變化。

1 喚醒骨盆內的深層肌肉

2 消除骨盆歪斜

3 髖關節與薦髂關節的可動範圍變大

4 縮小骨盆

臀肌伸展法不光只鍛鍊臀部外側，而是調節整個骨盆，所以才能在短歷時內確實讓腹部＆下半身變瘦。

而且僅須透過四種臀肌伸展法就能夠達成此目的。每個人的身體歪斜情況與僵硬程度不一，但進行一至二週後，應該就能感受到身體的變化。

持續維持同一姿勢就容易引起骨盆歪斜。早上起床後立刻進行，抑或在晚上結束一整天的伏案工作後進行，都能預防歪斜上身。骨盆會隨著這些運動回歸原本的位置，肌肉得以確實運作，進而逐步雕塑出優美的身體曲線。

臀肌伸展所帶來的

4項變化

1 喚醒骨盆內的深層肌肉

位於骨盆深處的腰大肌與腸骨肌會重新發揮作用。除了能穩固骨盆外，還能從內側刺激臀大肌與臀中肌等淺層肌肉。

2 消除骨盆歪斜

從正面看時，身體往左右某一邊傾斜的左右歪斜，以及造成搖擺背與駝背原因的前後歪斜等等，各種歪斜都能獲得矯正。

3 髖關節與薦髂關節的可動範圍變大

骨盆的特徵就是本身不太能動。但擴展與骨盆相接的髖關節和薦髂關節的可動範圍後，也能隨之鬆緩骨盆周圍的肌肉。

4 縮小骨盆

舒展骨盆周圍的肌肉，並運用到深層肌肉時，骨盆便處於容易縮小的狀態。此時再搭配縮骨盆運動，效果就會很顯著。

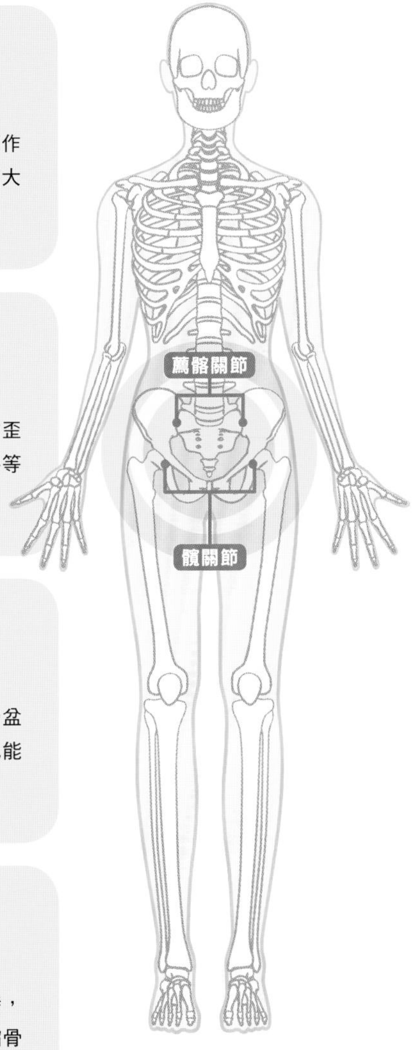

骨盆就是連結上半身與下半身，支撐臀部區塊的骨骼構造。

提升臀肌伸展效果的祕訣

若想盡早讓臀肌伸展法發揮效果，就必須明確將意識集中在進行訓練的部位。此外，搭配呼吸也很重要。

1 將意識集中在目標部位&相抗衡的力道上

臀肌伸展法是利用自身的重量來進行鍛鍊的。取代整體師雙手角色的就是往反方向拉展的力道。本書以黃色標示目標部位，以綠色箭頭表示相抗衡的方向。在進行過程中請隨時留意這兩項重點。

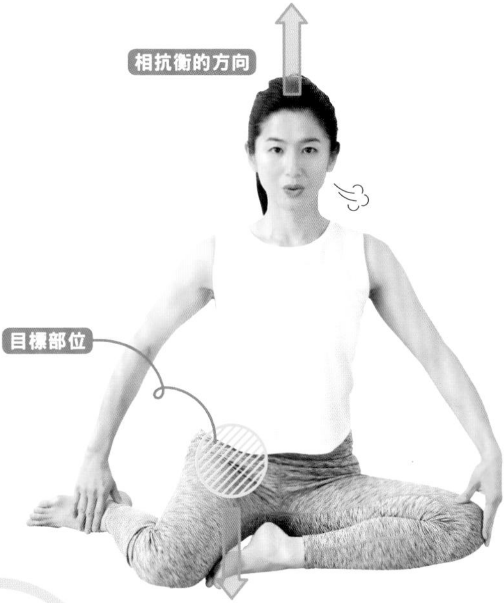

2 動作須搭配呼吸

吸氣4秒鐘，吐氣8秒鐘為臀肌伸展時的基本呼吸法。吐氣時有助於放鬆關節，肌肉就容易伸展開來。人在因硬撐而感到痛苦時，往往會無意識地停止呼吸，不過此時應搭配吐氣進行伸展，才能提高舒緩效果。

3

動作不必做太大

為維持身體穩定時，深層肌肉就會發揮作用。做出大動作時會用到淺層肌肉，而無法活動到深層肌肉。在進行過程中，為了鬆緩肌肉與關節必須活動身體，但只要小幅做出動作即可。

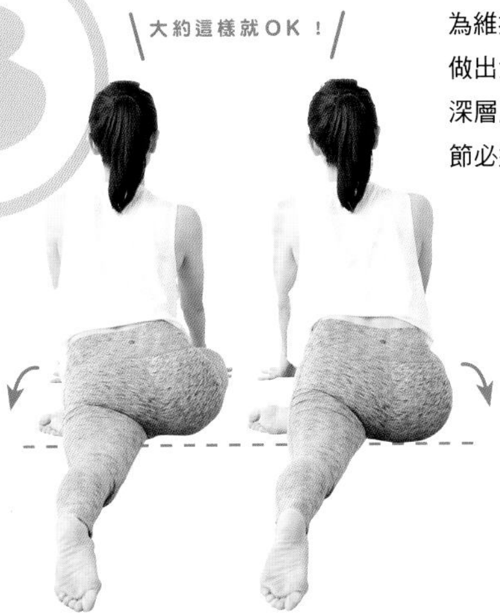
大約這樣就OK！

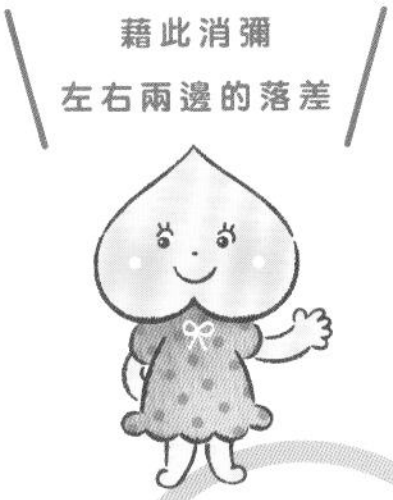
藉此消彌
左右兩邊的落差

4

某一側做起來較為困難時就該多做幾次

若身體有歪斜時，同一個動作可能換邊就做不太起來。左右兩邊做完相同的次數後，請再針對較有困難的一側多做幾次。透過多加伸展的方式便能矯正歪斜。

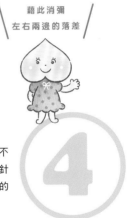

5

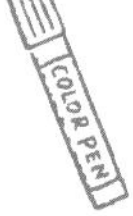
COLOR PEN

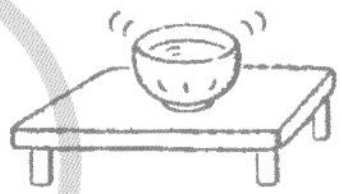

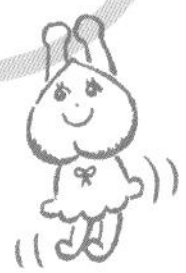

進行時請發揮想像力

我在課堂上會對學員表示「請感受臀部多了1公克的重量」、「就像豎起尾巴那樣」等等，讓大家能更容易聯想到具體的動作。本書也搭配了這些「觀想」指導。透過想像力能加倍刺激目標部位，還請讀者們善加活用！

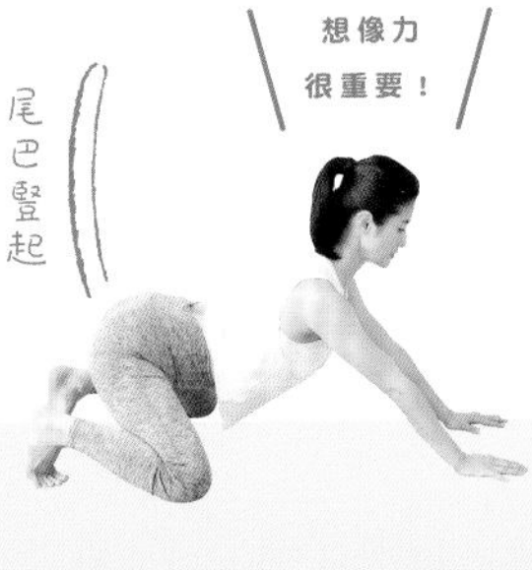
想像力
很重要！
尾巴豎起

只要呼吸對了就會變瘦

基本呼吸法

為了記住臀肌伸展時的呼吸法，請在身體靜止的狀態下，集中精神針對呼吸進行訓練。

做法為身體背面貼牆，雙腳往前跨一步，並進行呼吸即可。在完全不活動身體的狀態下，便能讓深層肌肉優先發揮作用。

進行數次呼吸後，身體應該就會產生些許疲勞感，而這就是深層肌肉開始活動的證據。臀肌伸展的過程中，必須隨時留意搭配此呼吸法。

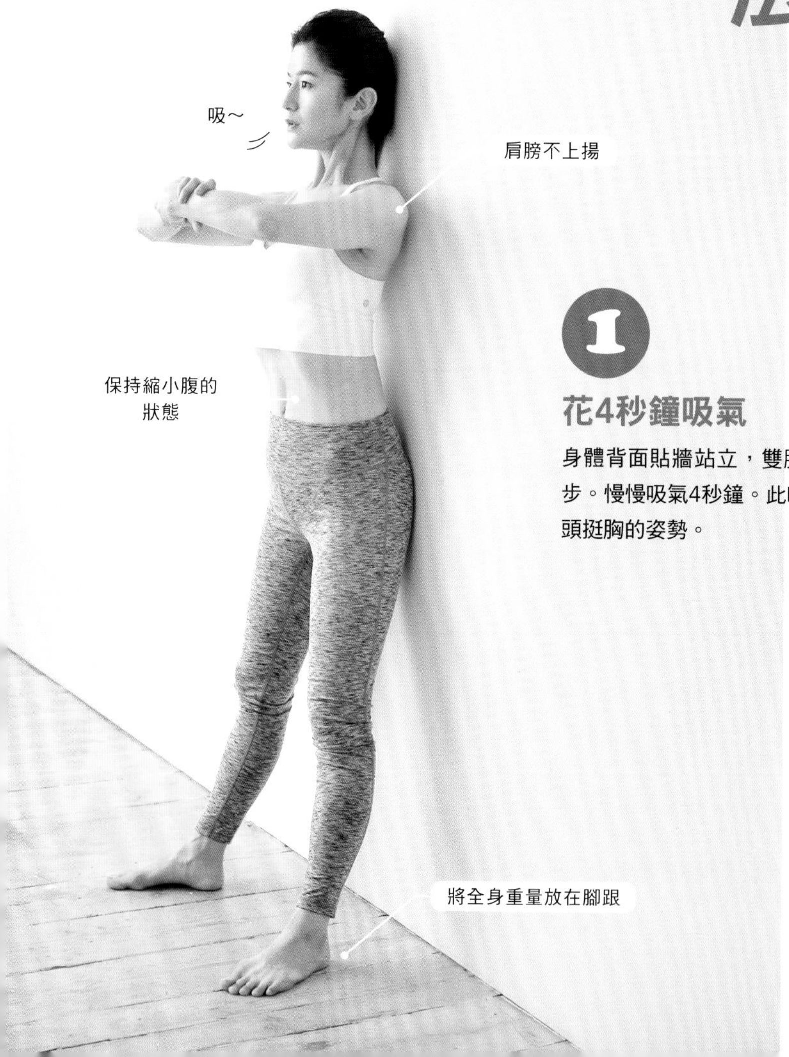

吸～
肩膀不上揚
保持縮小腹的狀態
將全身重量放在腳跟

1

花4秒鐘吸氣

身體背面貼牆站立，雙腳往前跨一步。慢慢吸氣4秒鐘。此時請保持抬頭挺胸的姿勢。

NG

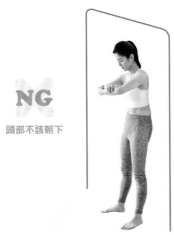

頭部不該朝下

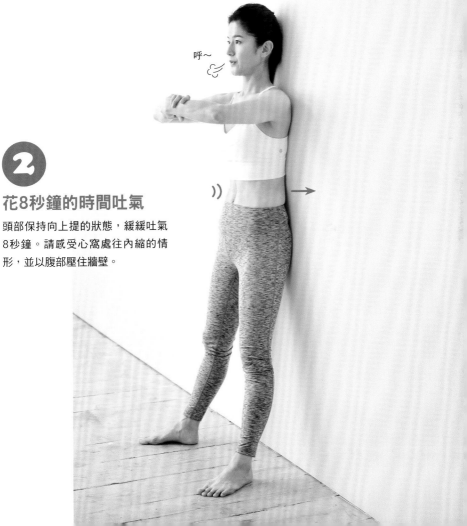

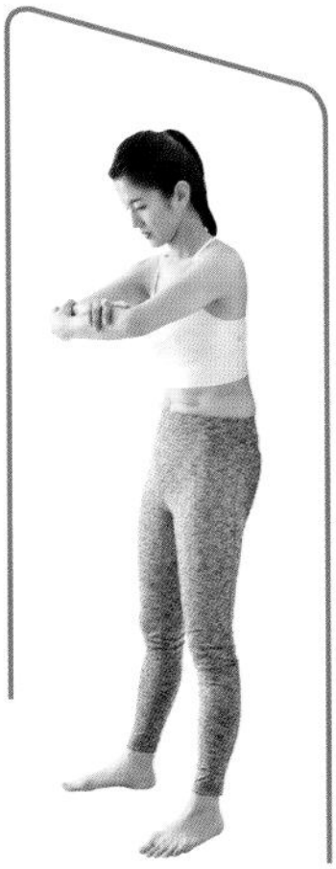

2

花8秒鐘的時間吐氣

頭部保持向上提的狀態，緩緩吐氣8秒鐘。請感受心窩處往內縮的情形，並以腹部壓住牆壁。

側坐臀肌伸展

喚醒骨盆內的肌肉

這是刺激位於骨盆中的髂腰肌&髂肌的動作。訣竅在於利用腰部與臀部本身的肌肉放下臀部。這兩處的肌肉皆與大腿骨相連，若感覺到大腿處的骨頭收入髖關節處時，就表示動作正確。與臀部下放動作相抗衡的，便是將頭部往上提的力道。藉由頭部往上提的動作，骨盆就不易往前後傾斜，有助於維持正確的姿勢。對於鬆緩髖關節的效果也十分顯著。

1 呈側坐姿勢

膝蓋往左傾倒而坐。此時請注意勿將左腳伸進右大腿下方。腳掌則貼著右大腿。

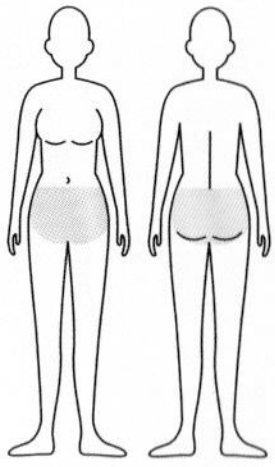

刺激此處！

骨盆內的深層肌肉
髖關節

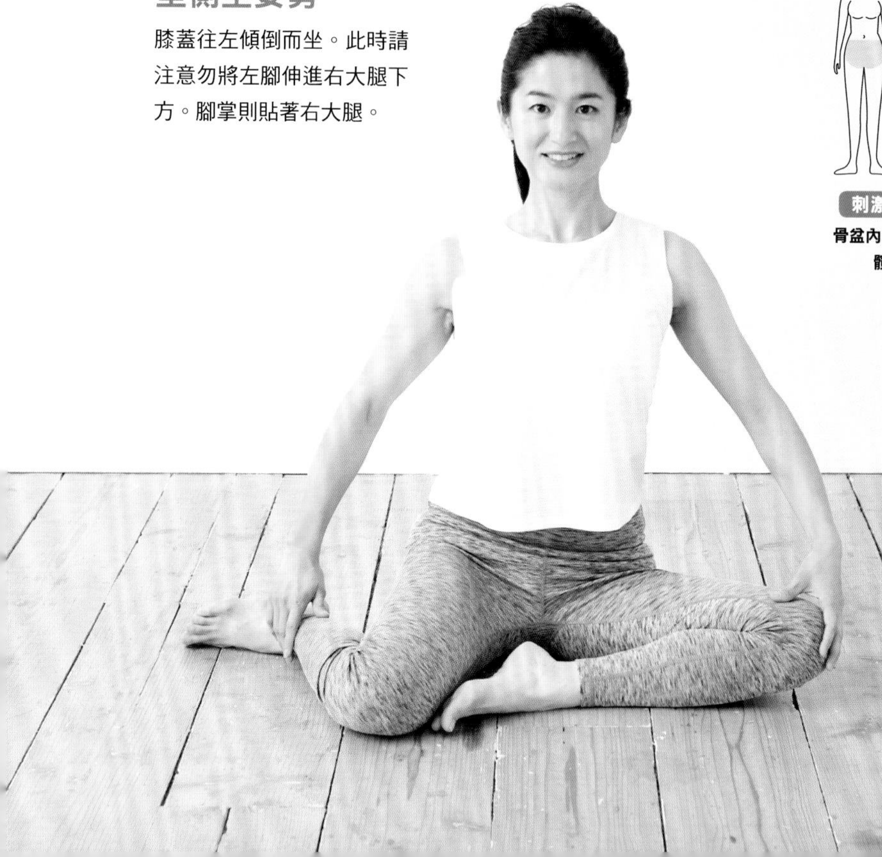

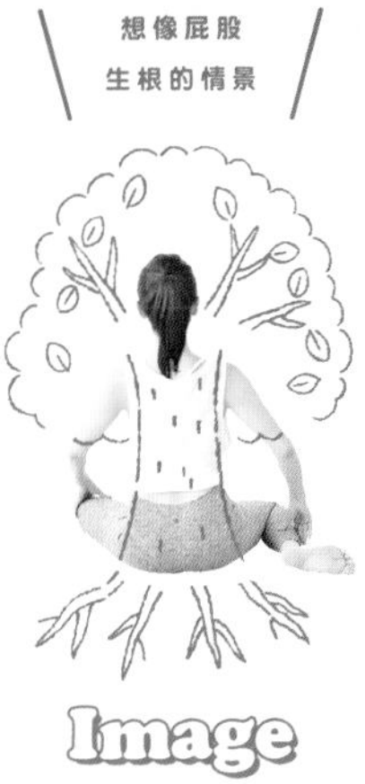
想像屁股
生根的情景
Image

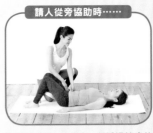

請人從旁協助時……

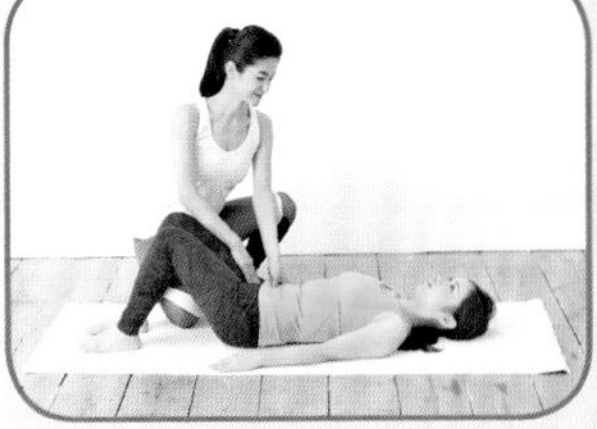

為刺激骨盆內的肌肉，須透過按摩的方式舒展鼠蹊部與髂肌。

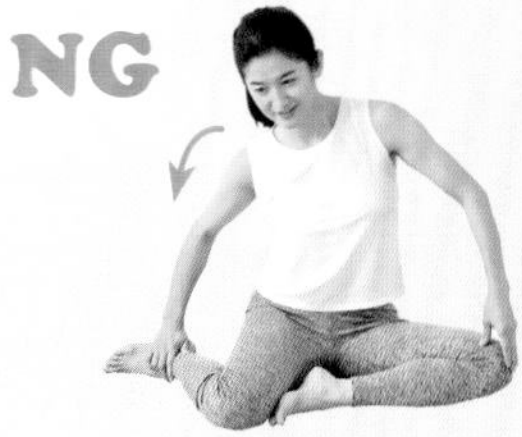
NG

肩膀不該往下降

2 右臀接觸地板

一邊吐氣，一邊讓騰空的右側臀部靠近地板。頭部與頸部往上提，豎起坐骨。另一側也以同樣的方式進行。

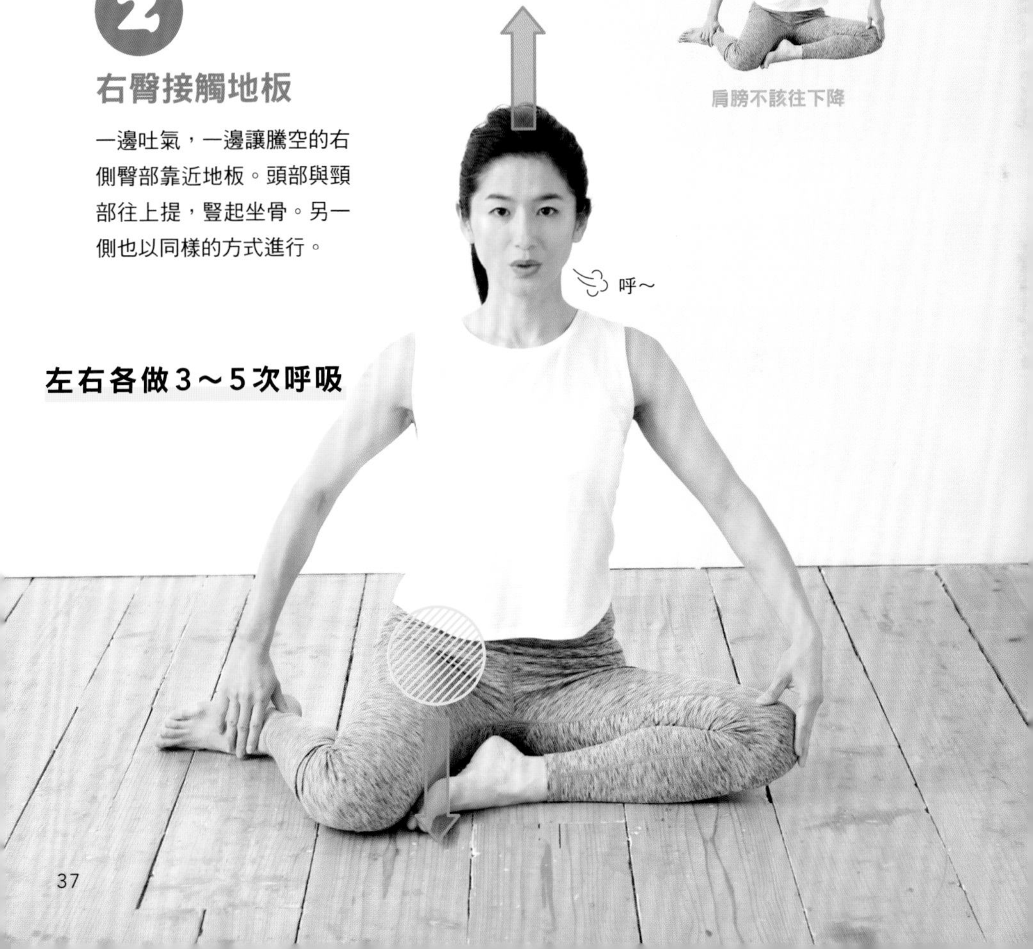
呼～

左右各做3～5次呼吸

紓緩骨盆前後傾斜 & 薦髂關節

利用拱腰姿勢形成容易刺激薦髂關節的狀態。透過頭部與臀部互相抗衡的力量來紓緩肌肉，並矯正骨盆前後傾斜的狀況。進行時想像「將臀部的尾巴翹起」，就比較容易維持拱腰的姿勢。膝蓋朝外打開可擴大髖關節的可動範圍。位於薦髂關節附近的多裂肌，是一塊很難活動到的部位，透過前後左右不間斷地小幅移動臀部就能刺激到這個部分，活化肌肉。

1 呈四肢跪地姿勢

雙手雙腳貼放地面，膝蓋朝外大幅打開。雙手往前擺，超出頭部的位置，腳趾則貼住地面出力。背部不彎曲，稍微拱腰。

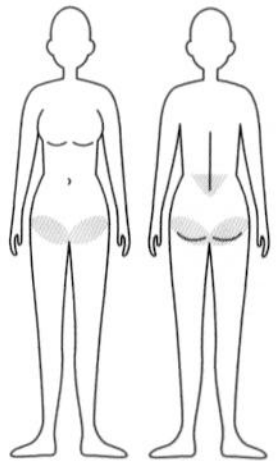

刺激此處！
薦髂關節
髖關節

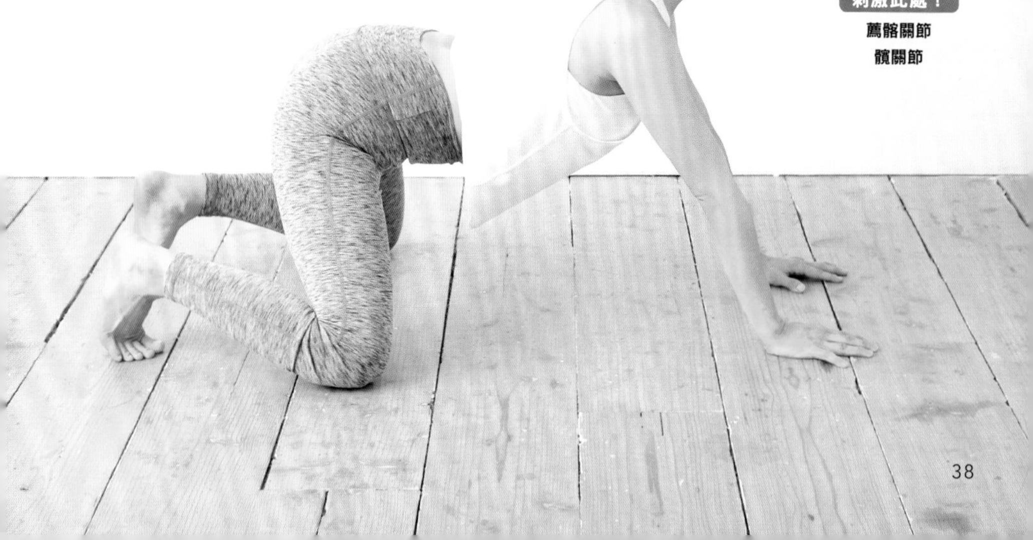

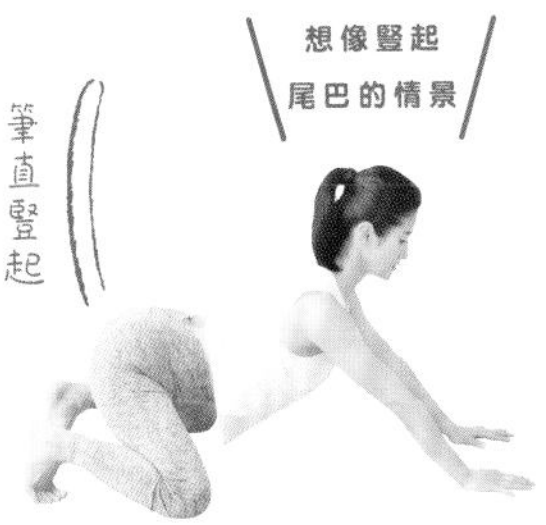

Image

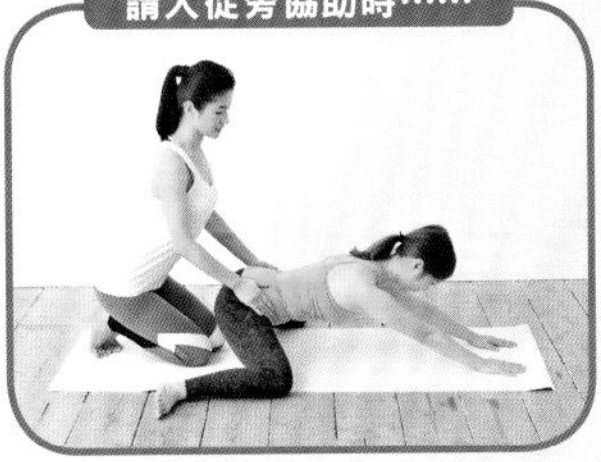

請人從旁協助時……

當事人呈雙腳打開的姿勢，輔助者則將其腰部往下壓，以便維持拱腰的姿勢。

2 臀部往腳跟靠近

一邊吐氣，一邊讓臀部靠近腳跟。頭部維持在原本的位置，將意識集中在臀部與頭部彼此拉鋸的力道上，並以此姿勢前後左右小幅搖動臀部。

進行3～5次呼吸

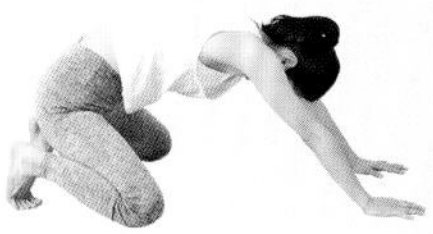

NG 背部不該彎曲

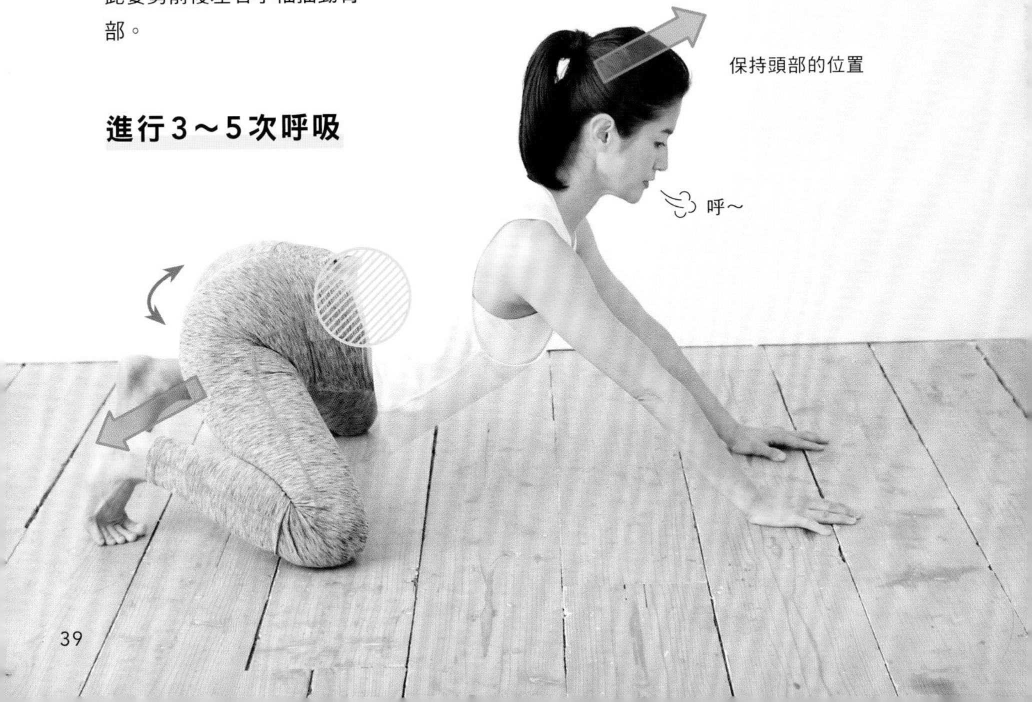

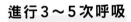

前後開腳伸展臀肌

紓緩骨盆左右傾斜 & 髖關節

做出圖片2的姿勢時，能伸展左側的鼠蹊部，右側的臀部肌肉則會收縮。髖關節僵硬者進行此動作的訣竅，在於趁著搖動臀部時的騰空空檔分散疼痛感。做起來不吃力的人，則請試著拉開前腳腳跟與身體的距離。只要拉開1公分的距離就能增加負荷。當骨盆擴張成梯形時，後腳腳跟往往就會往內側收，導致小趾騰空。後腳筆直往後伸，包括小趾在內的所有腳趾都緊貼著地板時，大腿骨就會收入髖關節處。

1 跪坐後雙手貼住地板

呈跪坐姿勢。接著上半身往前傾，手往前擺，稍微超出頭部的位置。

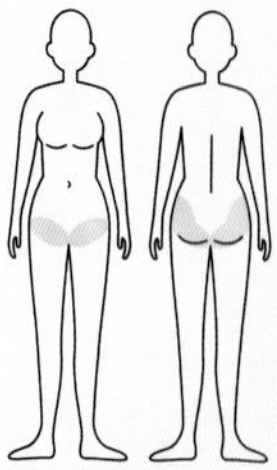

刺激此處！

髖關節
鼠蹊部
臀中肌

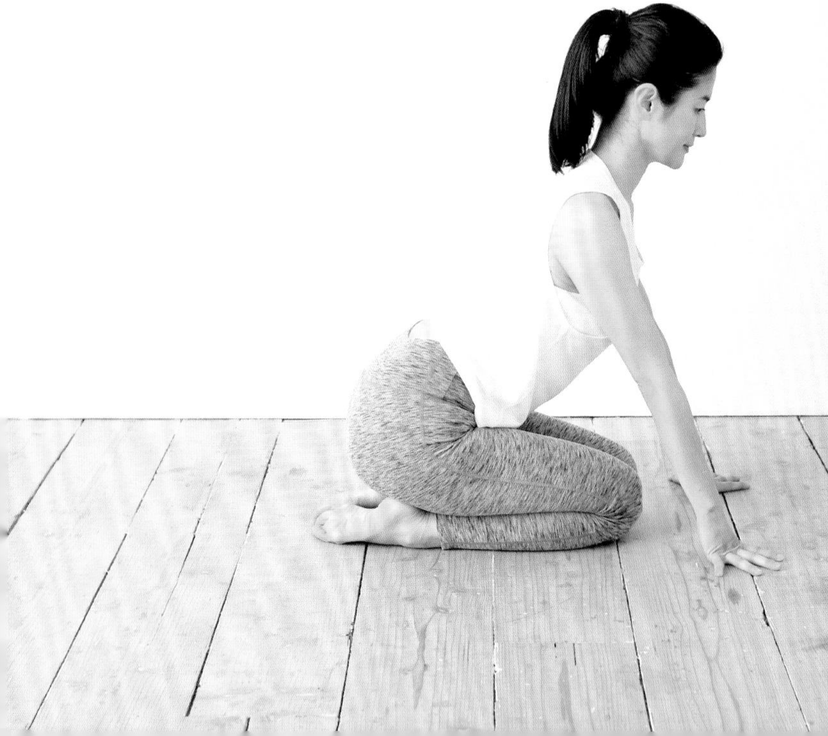

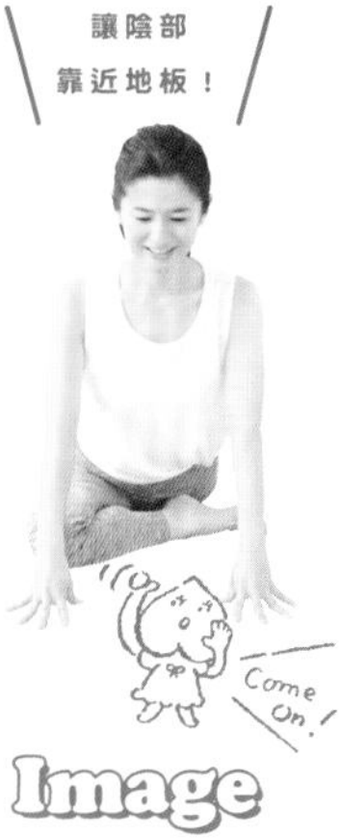
讓陰部
靠近地板！
Come On!

請人從旁協助時……

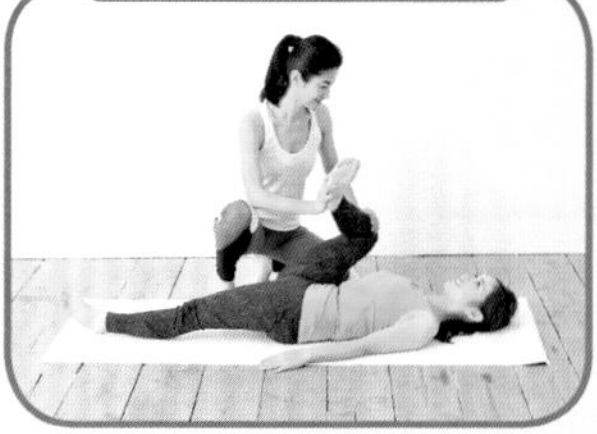

將當事人的膝蓋朝外打開，並在此狀態下按壓與旋轉膝蓋，以活動髖關節。

2

左腳往後伸

左腳往後伸，右腳膝蓋朝外打開。維持此姿勢一邊吐氣，一邊將臀部往下放，骨盆則與地板平行。接下來緩緩地左右搖動臀部。另一側也以同樣的方式進行。

左右各做3～5次呼吸

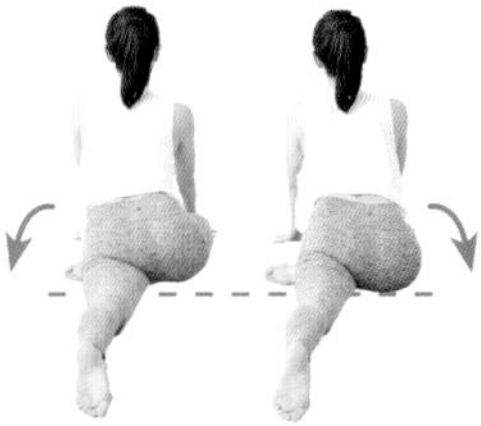

緩緩活動右側臀部，使其時而騰空時而接觸地板。

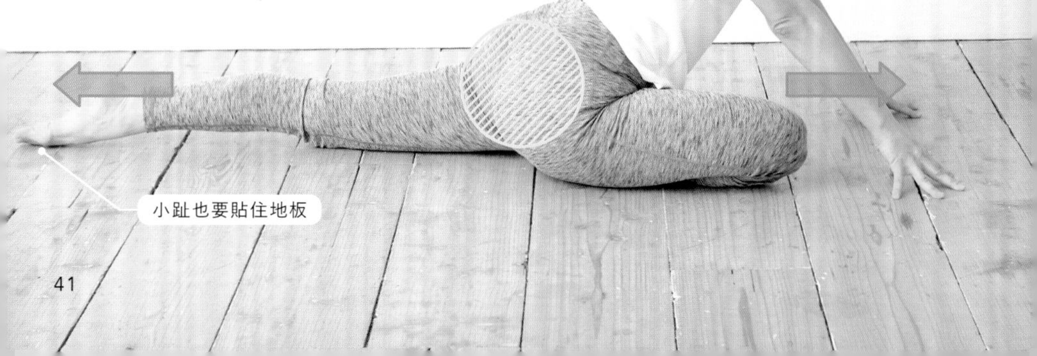
呼～
小趾也要貼住地板

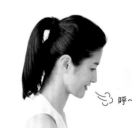

紙陀螺式臀部伸展

縮小骨盆

左右拉住細繩，讓中央的厚紙板高速轉動是紙陀螺的玩法。這個動作就是比照紙陀螺的概念，將身體上下拉展，並且在保持骨盆穩定的同時做出轉體動作。以撐住地板的雙手與膝蓋為支點，一邊扭動整個背面，一邊伸展大腿至頸部筋膜這一段的肌肉。在扭轉的姿勢下搭配呼吸時，能將骨盆周圍的腰大肌與髂肌拉提至橫膈膜的位置。這樣一來，骨盆就會瞬間縮小，腰也能變細。

1 膝蓋往旁傾倒 臀部騰空

豎起膝蓋坐下後，雙膝往左側傾倒，雙手置於身後。接著將左臀移動至身體中央，令右臀騰空。

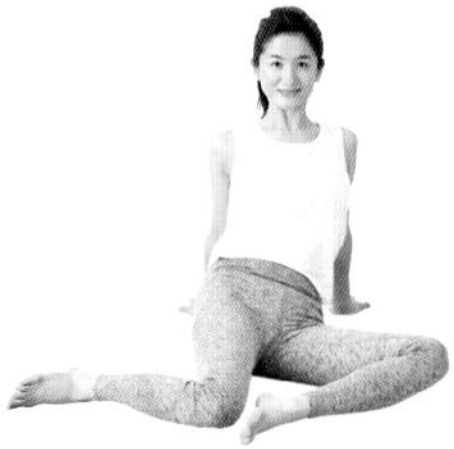

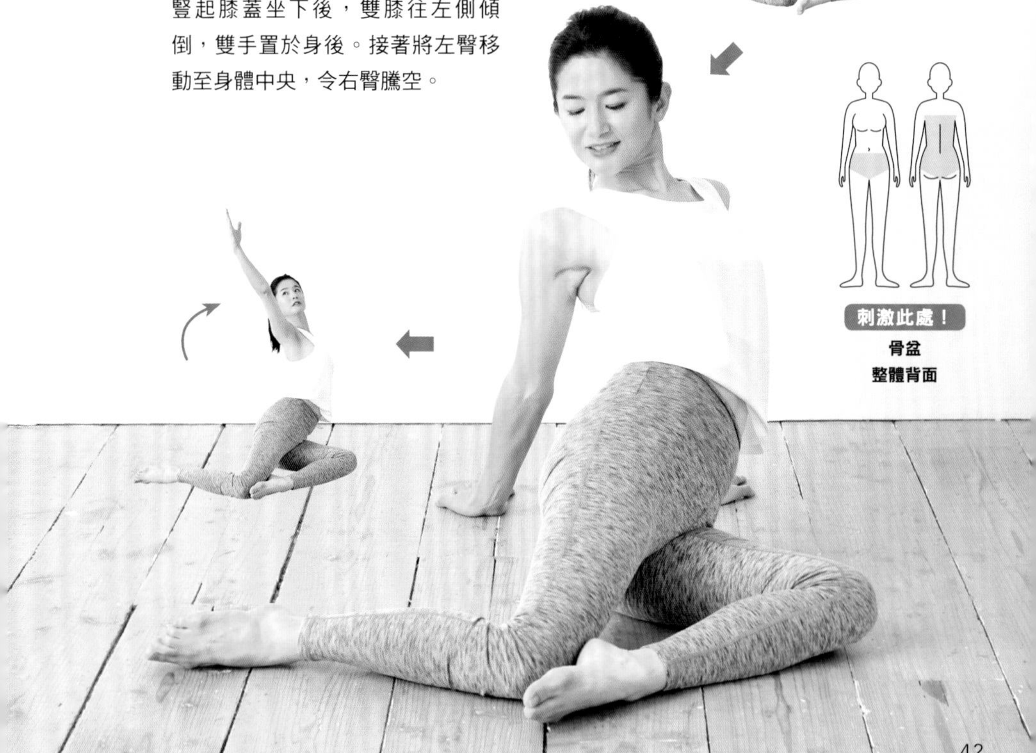

刺激此處！

骨盆

整體背面

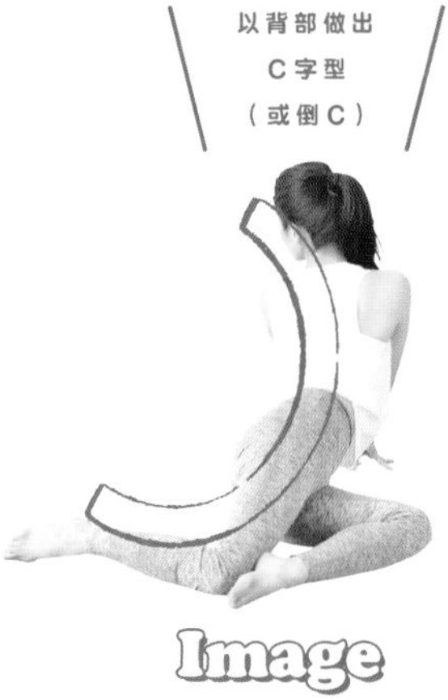
以背部做出
C字型
（或倒C）

請人從旁協助時……

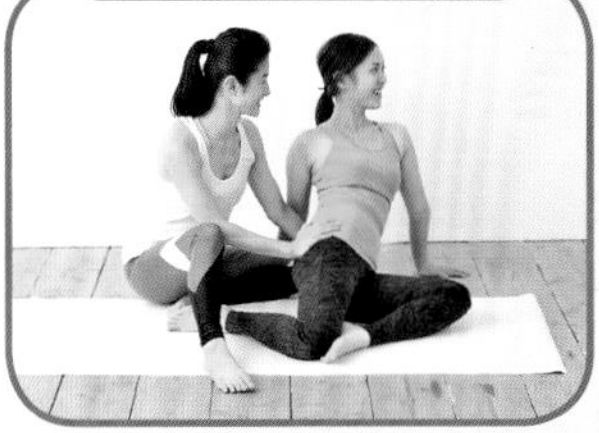

當事人呈側坐姿勢，輔助者將手置於其腰部，協助做出扭腰的動作。

2

雙手往後放 扭轉身體

右手離開地板，通過身體上方貼放於左手旁。貼住地板的膝蓋與手彼此互相拉鋸，感受腰部周圍隨之扭緊的狀態，一邊吐氣一邊維持此姿勢。另一側也以同樣的方式進行。

左右各做
3～5次呼吸

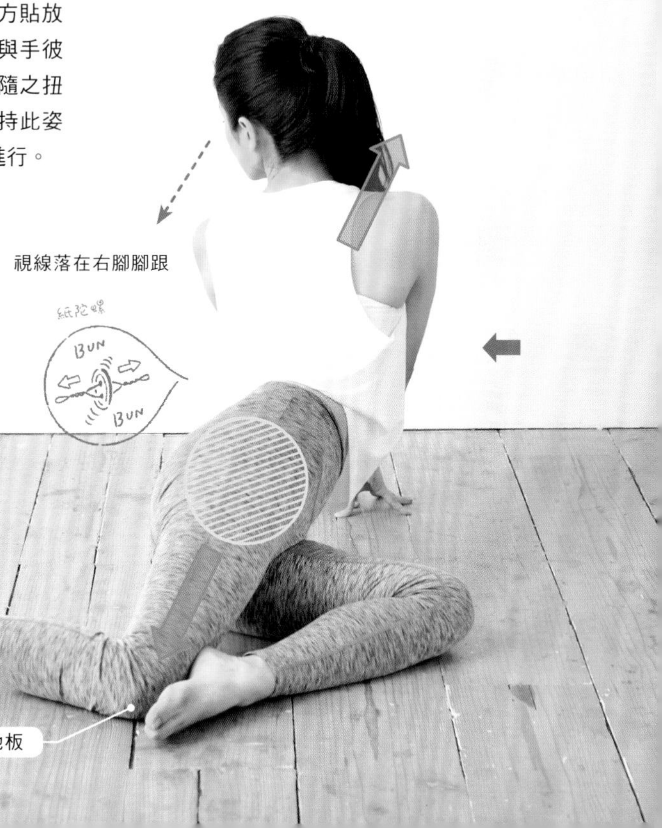
視線落在右腳腳跟
紙陀螺
BUN
BUN
膝蓋壓住地板

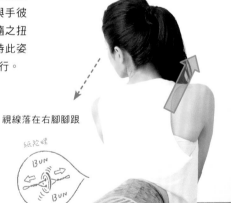

一百分的臀部＝肌肉確實運動關節靈活的臀部

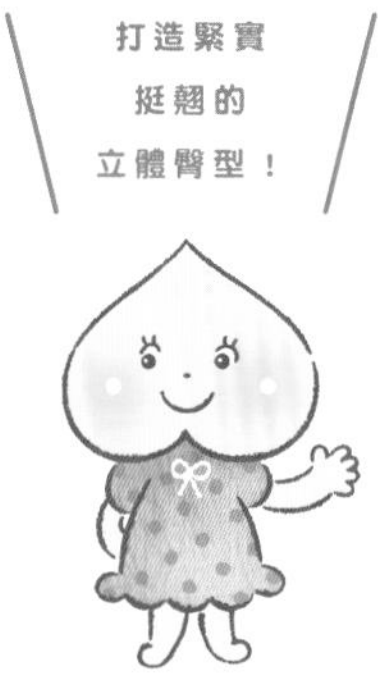
打造緊實
挺翹的
立體臀型！

本篇將稍微深入解說，為何當臀部肌肉荒廢時，腹部與下半身也會跟著肥胖。

首先剖析腹部肥胖的原因。臀部若無法確實運作，髖關節與鼠蹊部就會變僵硬。鼠蹊部僵硬緊縮時，腹部肌肉便會鬆散，經常處於無力的狀態。已習慣閒置不動的腹部，就算進行腹肌訓練運動也無法確實產生刺激。即使努力瘦下肚子，若未持續鍛鍊肌肉，脂肪還是很快就會上身。

其次，臀部罷工時，下半身就會肥胖的原因在於肌肉運用方式失衡。由於重心時常往前移，因此大腿前側的負擔就會大增。此外，臀部未確實發揮功能的人，其特徵就是在走路或跑步時身體容易左搖右晃。為了維持穩定的姿勢，大腿外側也會變發達。大腿前側與外側容易緊繃、內側與後側容易堆積脂肪的狀態，是完全與筆直修長的美腿背道而馳

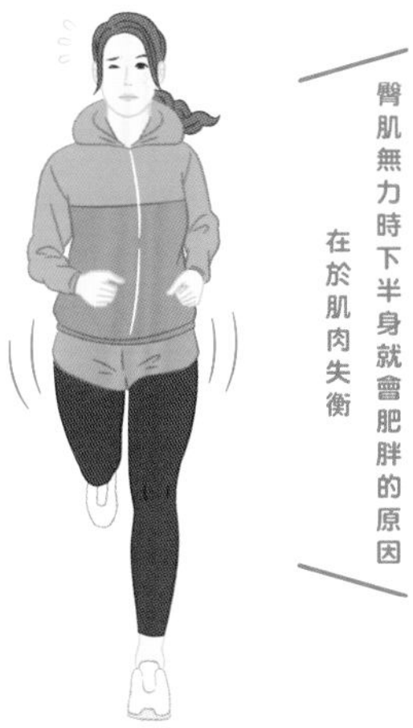
臀肌無力時下半身就會肥胖的原因
在於肌肉失衡

未運用臀部肌肉時，大腿前側與外側就會為了補足臀部的作用而過勞緊繃。另一方面，這些動作並未用到大腿內側與後側，因此造成脂肪堆積，導致臀部與大腿失去分界、左右大腿之間的縫隙消失，形成下半身肥胖的狀態。

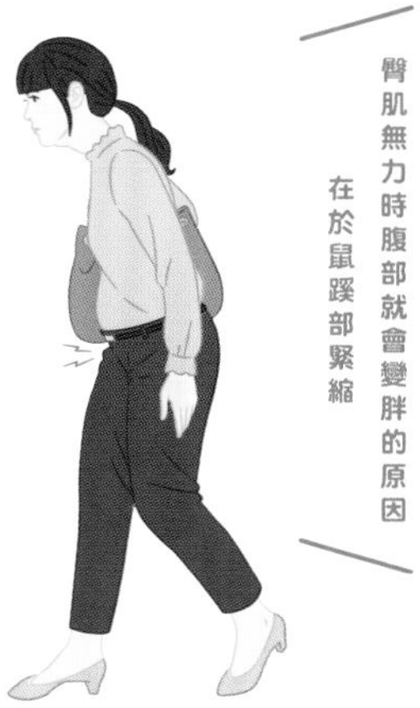
臀肌無力時腹部就會變胖的原因
在於鼠蹊部緊縮

臀部肌肉未發揮功能時，髖關節的可動範圍就會縮小且變得僵直，導致鼠蹊部緊縮。如此一來腹部便無法出力，肌肉便會經常處於鬆散的狀態。結果就會引起脂肪囤積。

的。只要刺激臀部，就能確實運用大腿內側與後側的肌肉。

臀肌的狀態如果不好，想瘦腹部與下半身就會事倍功半，而且隨時都有復胖的可能。因此，鍛鍊臀部乃是先決條件。

鍛鍊臀部是為了達成三項目標。第一項為臀大肌與臀中肌等淺層肌肉，以及位於深處的腰大肌與髂肌等深層肌肉能確實運作。第二項為髖關節與薦髂關節等與骨盆連結的關節能大幅順暢地活動。第三項為骨盆沒有歪斜的情況，維持在適度收縮的狀態。只要達到這些條件，就能逐漸形成挺翹的立體臀型。

刻意靜止不動就是關鍵所在！只要穩固身體的支點便能大幅提升效果

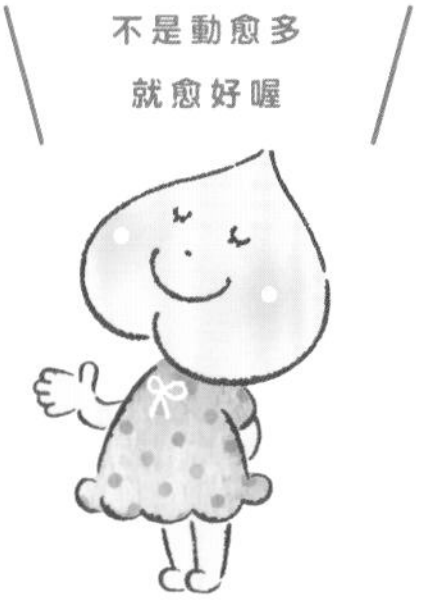

臀肌伸展法在「伸展」的同時，會藉由反方向所產生的「壓制」力來刺激臀部周圍的關節與肌肉。相較於大幅做出動作，讓效果升級的關鍵反而在於刻意不動。

會這麼說，是因為原本應該成為支點的部位動起來時，訓練目標的肌肉活動量（＝肌活量）就會降低的緣故。

臀肌伸展欲啟動的是長期陷入休眠狀態的肌肉。腦會盡量要求身體做出省事省力的動作，也因為這項特性，我們的身體偏好使用容易使喚的肌肉，所以休眠中的肌肉是非常被動的。有鑑於此，當支點跟著動起來時，目標處的肌肉活動量就不會有起色。如此一來就會用到其他比較好使力的肌肉，而引起代償作用。

支點跑掉時
肌活量就會下降

臀肌伸展的要點在於盡可能不動到支點。若支點隨著目標肌肉動起來而位移時，就會導致目標肌肉的活動量變小。

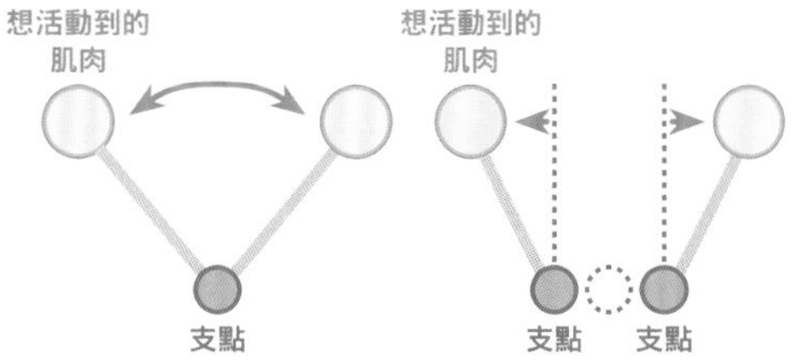
想活動到的
肌肉
支點
想活動到的
肌肉
支點
支點

動作幅度小
反而比較有效

右圖姿勢的目的，是透過拉下騰空的右臀來刺激骨盆內的肌肉。本應保持穩定的肩膀若下降時，對骨盆所形成的刺激就會驟減。

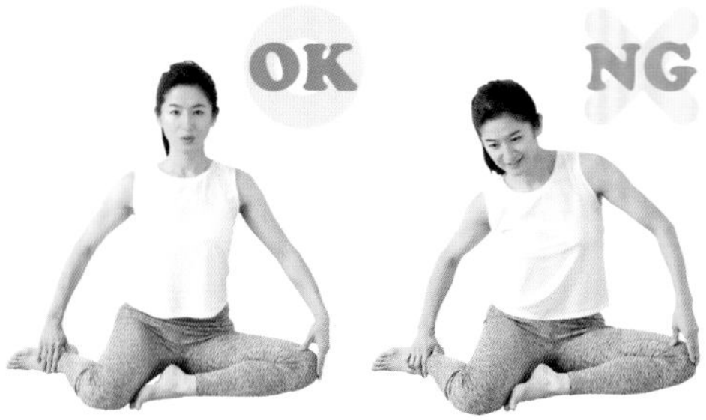
OK
NG

人們通常認為進行鍛鍊時應該動個不停才有效，但無法維持身體穩定性的動作其實根本毫無意義。若運動到引發代償作用的話，倒不如不要做還好一點。在訓練過程中靜止下來調整動作，以正確的姿勢反覆進行數次，效果反而會更好。

我在課堂上也會指導學員「肩膀不往下掉，臀部出力」、「肩胛骨貼著地板並舉起手臂」等等，在鍛鍊過程中限制動作是我相當重視的環節。本書所標示的許多小提醒，用意也是在於穩固支點。只要支點沒有偏移保持穩定，縱使外觀看來的動作幅度變小，卻能大幅增加對訓練目標的負荷。而這就能達到自助整體的效果。

臀肌伸展的目標在於活動髖關節與薦髂關節

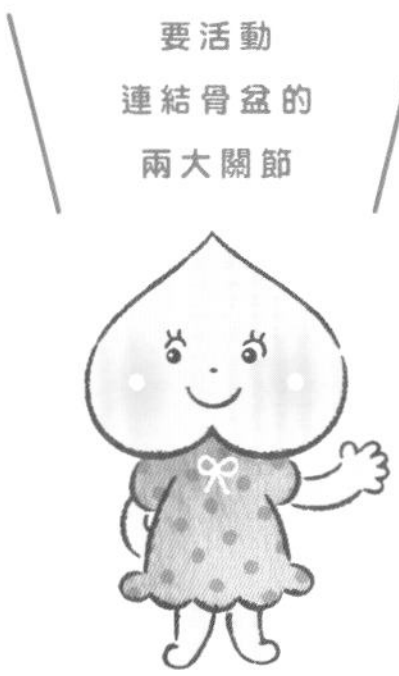
要活動
連結骨盆的
兩大關節

欲藉由臀肌伸展刺激的部位之一為骨盆。骨盆為脊椎的起點，也是連結大腿骨的部位。當骨盆歪斜或鬆弛時，就會經由脊椎與雙腿對全身產生不良的影響。

骨盆乃骨骼的要衝部位，亦為全身的支點，因此骨盆本身的結構並不易於活動。有鑑於此，臀肌伸展法便會透過活動髖關節與薦髂關節的方式來刺激骨盆。

若用剪刀來比喻身體，髖關節等與骨盆相關的關節就是位於中央的螺絲。螺絲鬆動時會很難剪東西，生鏽變鈍時使用起來就很吃力。剪刀（＝手腳）要靈活好用，螺絲（＝關節）必須順滑，並且維持適度的張力。

髖關節是全身最大的關節，主要特徵為分布在其周圍的皆屬於大肌肉。髖關節的可動範圍變大

活動髖關節
與薦髂關節

要直接活動骨盆本身或下令使其收縮相當很困難，但髖關節與薦髂關節則不然。可透過活化這兩個關節的方式來調整骨盆歪斜與外擴。

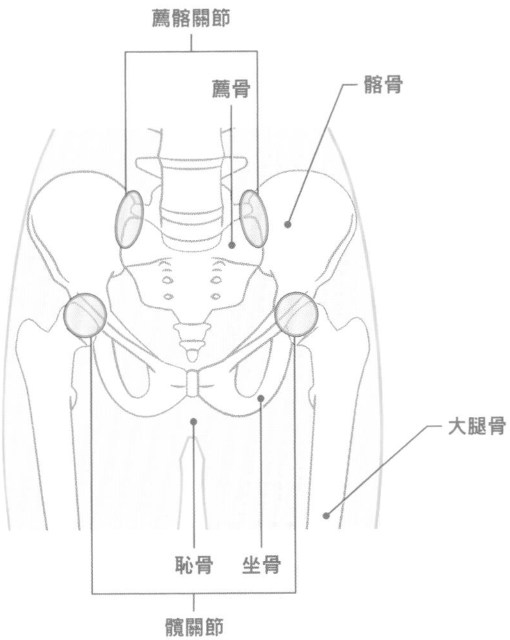

時，就容易使用到周圍的肌肉，肌活量也會隨之增加。相反的，當髖關節僵硬不靈活時，就很容易引發其他肌肉做出代償性動作。

薦髂關節是連結脊椎最下方，有一塊名為薦骨的三角形骨與髂骨的關節。這是非常難以活動到的關節，頂多只能移動1～2公厘的程度。然而，薦髂關節周圍的肌肉很容易對連續不斷的小幅動作產生反應。臀肌伸展法會藉由前後左右小幅擺動臀部的方式來觸動薦髂關節。薦髂關節能動起來時，有助於調整脊椎狀態，順利剷除背部脂肪。

只要刺激深層肌肉就會連帶地對淺層肌肉產生作用

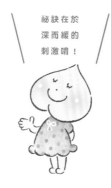

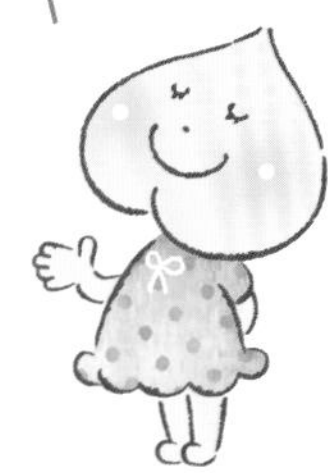
祕訣在於
深而緩的
刺激唷！

臀肌伸展是為了活動到腰大肌與髂肌等深層肌肉（Inner muscle）。活化髖關節與薦髂關節的目的，就在於鬆緩這些深層肌肉。將目標放在深層肌肉的理由為，只要舒展位於內側的肌肉，其所產生的刺激就會均衡擴散至外側肌肉。鬆緩深層肌肉後，無須刻意為之，自然就能鍛鍊到淺層肌肉。這正說明了深層與淺層肌肉之間的關係相當密切，當深層肌肉能發揮作用時，淺層肌肉也能均衡獲得鍛鍊。受到小而深緩的刺激時便相對容易鍛鍊，乃深層肌肉的特性；衝刺型的大動作則較能鍛鍊到淺層肌肉。卯足全力活動淺層肌肉時，腦就會覺得已經達標而不會刺激到深層肌肉，鍛鍊起來的效率就會變差。

骨盆周圍的深層肌肉

臀肌伸展所要刺激的目標
為骨盆周圍的深層肌肉

腰大肌、髂肌、梨狀肌（位於臀小肌深處）是具有穩定骨骼作用的肌肉。接收到超出這些深層肌肉所能承受的負荷時，就會由淺層肌肉出力搭救。深層肌肉亦為淺層肌肉的支點，加以鍛鍊後，淺層肌肉的肌活量也會隨之增加。

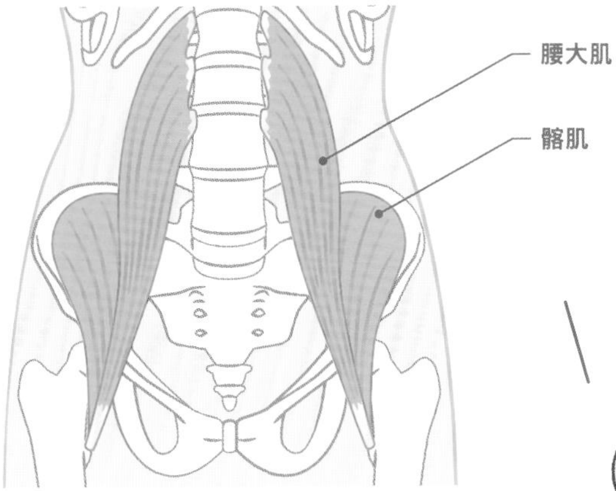

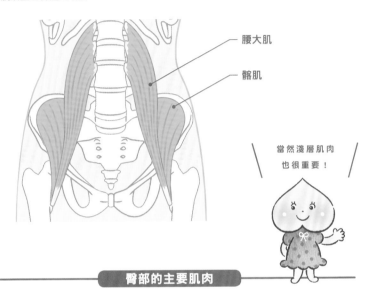

臀部的主要肌肉

臀小肌

位於骨頭附近，與深層肌肉同屬於支撐骨骼的肌肉。活動臀中肌時就會跟著產生連動。

臀中肌

位於臀大肌深處，分布於側臀，負責從外側支撐骨盆。腳向外轉時就會跟著動起來。

臀大肌

臀部中最大的肌肉，能帶動雙腳前後擺動，如塑身褲般具有調整臀部的作用。

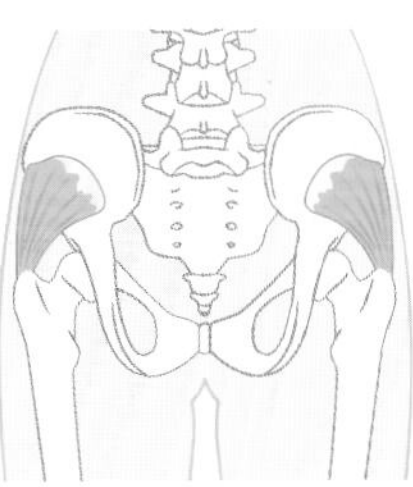

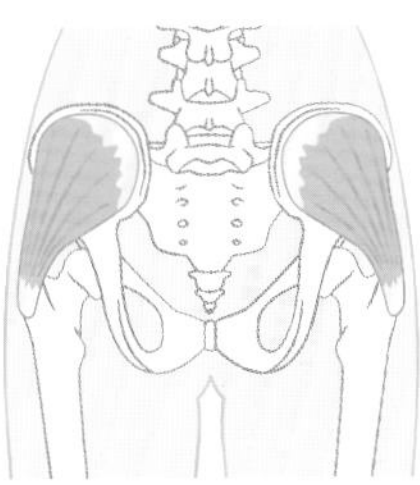

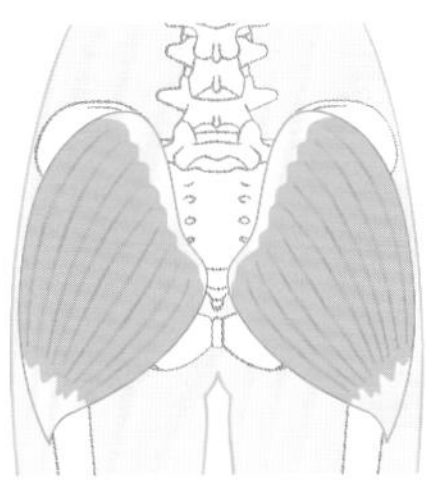

搭配吐氣雕塑腰線＆提升瘦腰效果

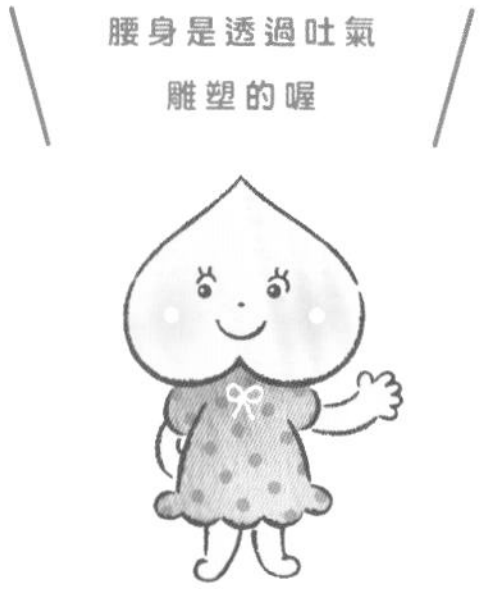
腰身是透過吐氣
雕塑的喔

臀肌伸展法相當注重動作與呼吸的配合。這是因為，最能對腰大肌與髂肌等深層肌肉產生刺激的方法，就是呼吸。

我們之所以能吸氣吐氣，是因為區隔胸部與腹部的橫膈膜上下移動的緣故。橫膈膜下降，肺部擴張時，便能接收空氣；橫隔膜上升，腹部縮小時就會排出空氣。

刺激深層肌肉的關鍵在於吐氣。橫膈膜的構造類似水母頭，吐氣時橫膈膜會上升，相當於水母觸手的髂腰肌便會跟著往上延展。此時的深層肌肉會一邊往中央集中一邊向上伸展，而這就是重點所在。如同水母觸手般，髂腰肌會收縮往中央集中並伸展開來，這項動作有助於形成腰身，骨盆也會隨之縮小。

呼吸較淺的人，橫膈膜（※）上下移動的幅度只

吐氣時深層肌肉
會從內側收縮

吐氣時橫膈膜上升，腰大肌與髂肌也會隨之往上拉展。此時這些肌肉會往中央靠攏而上提，如此一來，便能促進腰身的形成＆縮小骨盆！

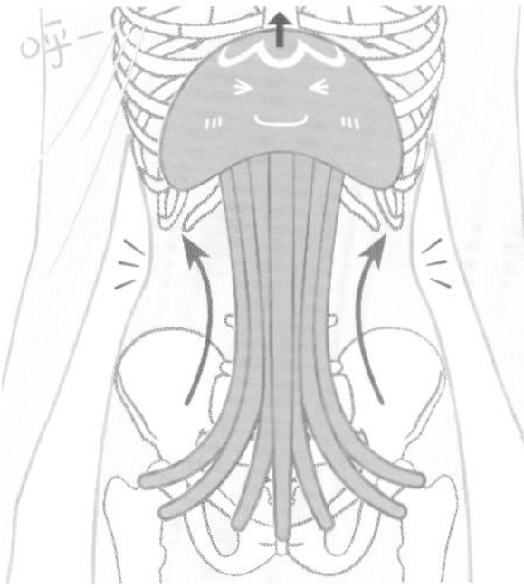

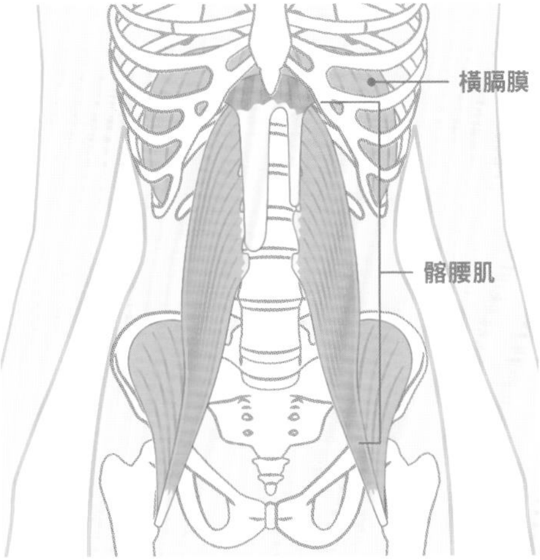

有1・5~2公分左右。鍛鍊呼吸後，橫膈膜的活動範圍能擴大到5~8公分，便會逐漸出現腰身。

搭配呼吸法的另一項好處，是具有鬆緩肌肉的功效。做伸展操感到疼痛時，很多人會憋氣忍耐，反而會讓肌肉更僵直。搭配吐氣才能緩解肌肉的緊張，分散疼痛感。這樣有助於肌肉舒展，且能逐漸強化其韌性。進行有氧運動時的呼吸相對輕鬆，因此要透過這種方式減重需要花較多的時間。臀肌伸展則是在刺激肌肉的姿勢下，即便想憋氣也得強制吐氣的塑身法，所以才能快速見效。

※ 參考資料：超音波影像之呼吸肌肉活動測量J-Stage

將成功體驗深植於腦海中就能加快瘦身的速度

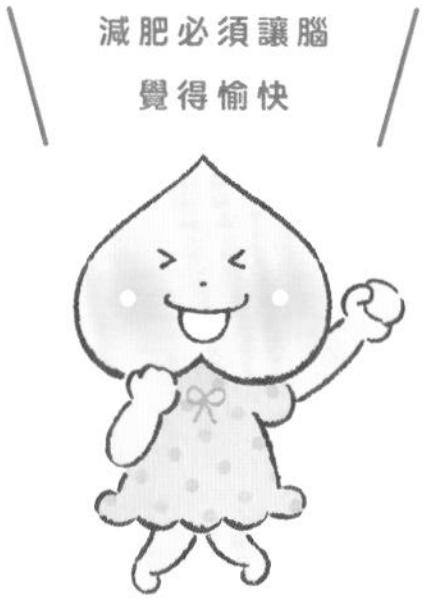

當身體歪斜時，進行臀肌伸展的動作就會出現左邊相對容易、右邊顯得很僵硬等左右有落差的情況。

在我的課堂上，會先請學員左右各做一次，再從比較有困難的一側做起，接著才從相對容易的另一側進行，這樣腦就會將此結果當作成功體驗而記住。建立起「我能做到」的印象。之後針對比較有困難的一側再練習一次時，動作就會比剛才來得順暢。這個道理也適用於臀肌伸展法，左右進行相同的次數後，再針對較有困難的一側多做幾次，便有助於調整左右落差所造成的不平衡。

像這樣巧妙活用腦的特性，在減肥過程中至關重要。很難瘦下來的人之共通點就是自認為「自己怎麼可能瘦得下來」。或許是以往的失敗經驗讓人忍不住這麼想，不過負能量只會對減肥造成妨礙而

灌輸腦袋「我能做到」的印象

先從比較有困難的一側做起，再接著從相對容易的另一側進行後，腦就會將此動作當作成功體驗而記住。身體會明白「照著剛才的方式做就對了」，原本做不到的動作也會變得流暢靈活。

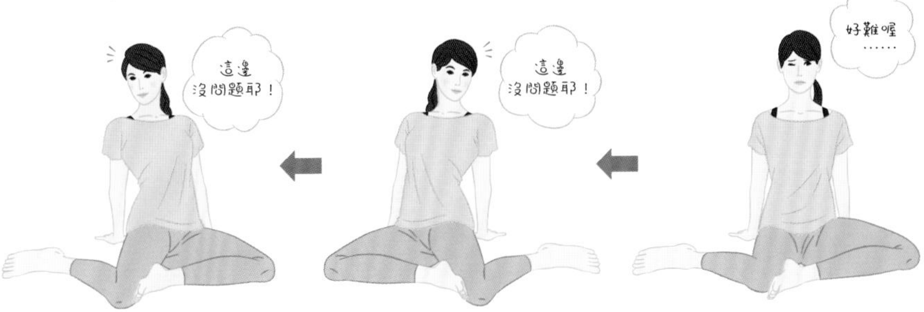

已。會讓人在無意識中想證明自己就是注定失敗，實際失敗後就會覺得「看吧」而覺得心安理得。

在我的課堂上會拍攝Before照存檔，並將焦點放在個人的進步表現上，例如這次成功做到上次無法完成的動作等等，以扭轉學員的負面思考。透過客觀確認自身的進步並累積成功體驗，就能打從心底認為「自己一定瘦得下來」，許多學員的減重速度也因此提升並成功瘦身。請讀者們敏銳地感受身體線條、尺寸、動作等變化，並累積大量的成功體驗。

Column 2

描繪達成目標值後的自我藍圖

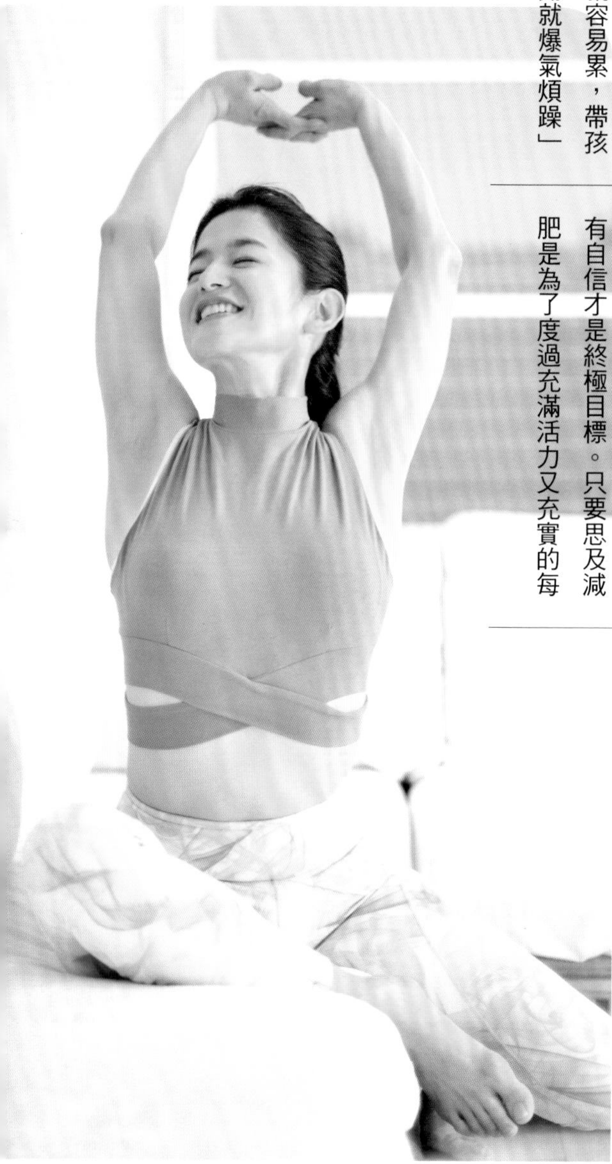

設定目標值，譬如「想減掉10公斤」、「骨盆周圍想瘦下10公分」等等，是客觀檢視減肥過程的重要指標。但更希望大家能將目光放在達成目標後的自己。像是「我想變漂亮，在大家面前有自信地侃侃而談」、「肥胖就容易累，帶孩子時我不想再動不動就爆氣煩躁」等等，請試著觀想出理想的自己，接著想像願望成真時的感受。

減肥的最終目標並不在於獲得好身材。

蛻變為理想中的自己、落實自己想要的人生，體認自我價值、擁有自信才是終極目標。只要思及減肥是為了度過充滿活力又充實的每一天，便可以明確釐清減重的好處。追逐位於目標值前方的自我藍圖，就能保持動力堅持下去。

第3章

透過臀肌伸展 局部瘦身& 改善不適

以臀部為支點
調整全身狀態！

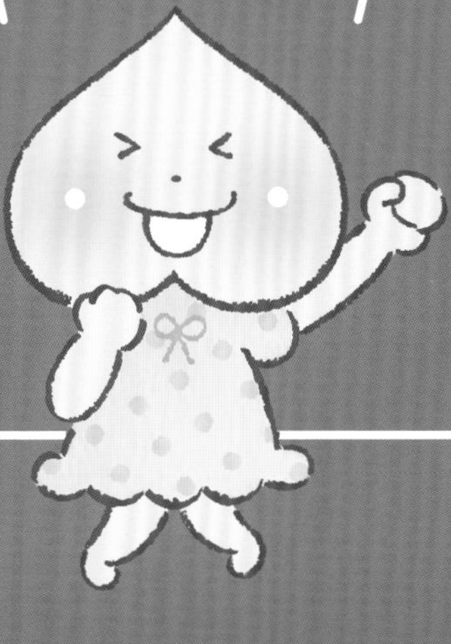

透過臀肌伸展能改善身體＆心理的不適

消除肩頸僵硬＆腰痛

臀部停擺會導致脊椎歪斜，連帶造成背部肌肉鬆散，結果就會演變成由肩部肌肉來支撐頭部重量的失衡情況。過勞的肩部與腰部肌肉會因為不堪負荷而引發不適。鍛鍊臀部後，許多人便不再需要定期接受按摩了。

消除便祕

負責從兩側鞏固骨盆的臀部肌肉鬆散時，骨盆就會擴張，內臟往下移，腸道因而受到擠壓，蠕動能力就會變差。透過臀肌伸展縮小骨盆後，腸子就能回歸原本的位置，蠕動也會變順暢。

不容易疲倦

透過臀肌伸展喚醒閒置的肌肉後，肌肉的負荷就會平均分散開來，身體便不易感到疲累。此外，由於肌活量增加，也能解決身體明明還不累，腦卻覺得疲乏的失衡狀況。睡眠品質也會變好，因此隔天起床就會覺得疲勞一掃而空！

提升自信

減肥過程中往往會因為「為何我無法變得像那個人那樣」的比較心態而感到沮喪。臀肌伸展法的比較對象則是前一陣子的自己。養成習慣將焦點放在有所進步的事項上，就能對自己產生自信。

減輕生理痛

骨盆外擴內臟下垂時就會擠壓到子宮，導致血液循環變差，進而造成自律神經或荷爾蒙失調，引起強烈的生理痛或生理期前的煩躁等不適症狀。打造健全的臀部就能讓子宮歸位，可望減輕生理期的不適感。

鍛鍊臀部就能加速雕塑姣好身材&改善不適

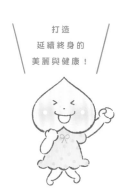

打造
延續終身的
美麗與健康！

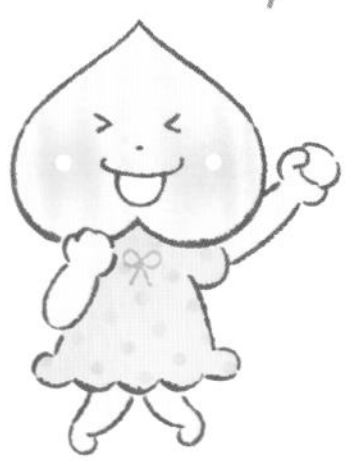

相當於身體底盤的臀部功能健全時，便能解決各種失衡的狀況。閒置肌肉與過勞肌肉之間的活動量落差會打平，且能均衡使用到全身的肌肉，所產生的正面影響不僅限於能瘦腹部&下半身而已。因肌肉失衡導致部分肌肉過度負荷所引起的腰痛、肩膀僵硬、頸部僵硬都能獲得解決，還能調節血流不順與淋巴液的流動，體寒與疲勞等問題也能逐漸獲得改善。

此外，當臀部功能健全時，局部瘦身的速度也會隨之加快。這是因為臀部若能發揮支點作用保持穩定時，目標部位的肌活量就會驟增，進而容易產生效果。

自64頁起，將針對局部瘦身與改善不適的訓練步驟進行解說。讀者可搭配基礎臀肌伸展法進行。

透過臀肌伸展所能達成的
局部瘦身＆改善不適之索引圖

臀肌伸展對局部瘦身以及改善不適症狀相當有效。請根據自身狀況選擇，進行相關鍛鍊。

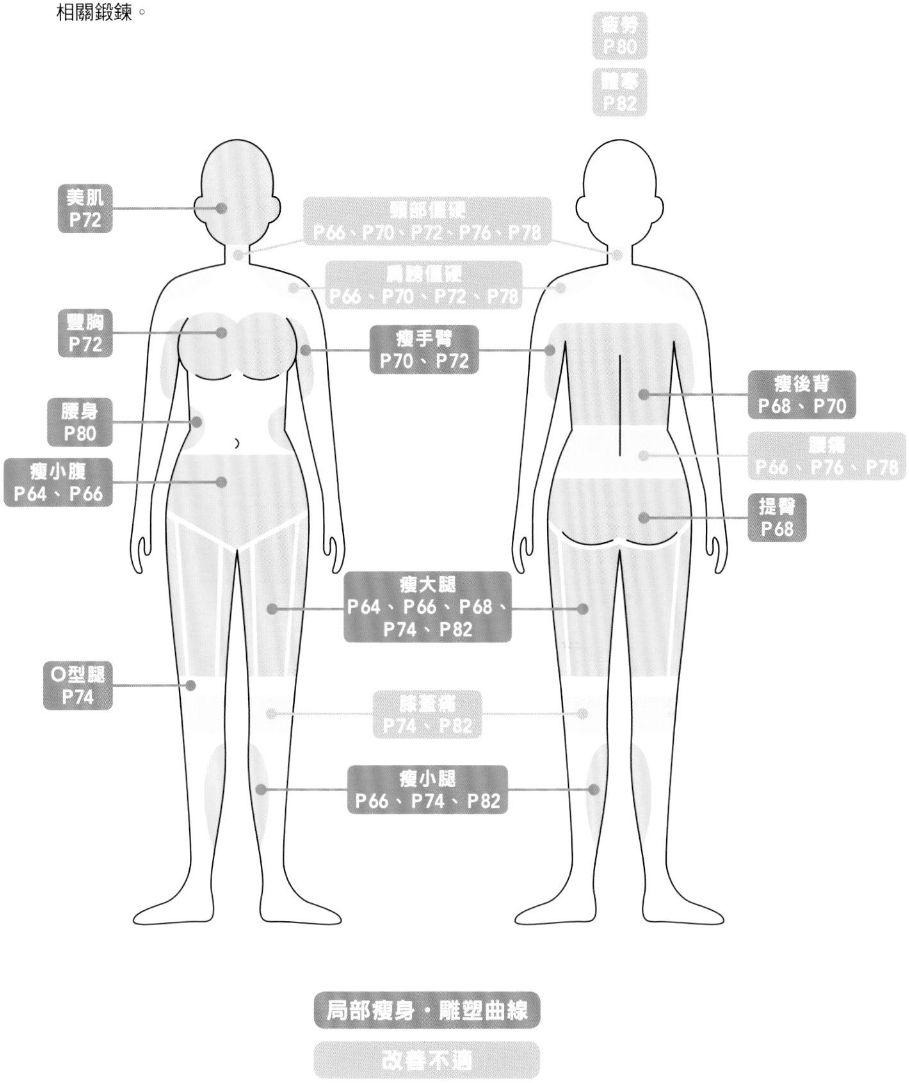

疲勞
P80
體寒
P82
美肌
P72
頸部僵硬
P66、P70、P72、P76、P78
肩膀僵硬
P66、P70、P72、P78
豐胸
P72
瘦手臂
P70、P72
瘦後背
P68、P70
腰身
P80
腰痛
P66、P76、P78
瘦小腹
P64、P66
提臀
P68
瘦大腿
P64、P66、P68、
P74、P82
O型腿
P74
膝蓋痛
P74、P82
瘦小腿
P66、P74、P82
局部瘦身・雕塑曲線
改善不適

不易疲倦又能睡得好

煩躁不安的狀況會驟減

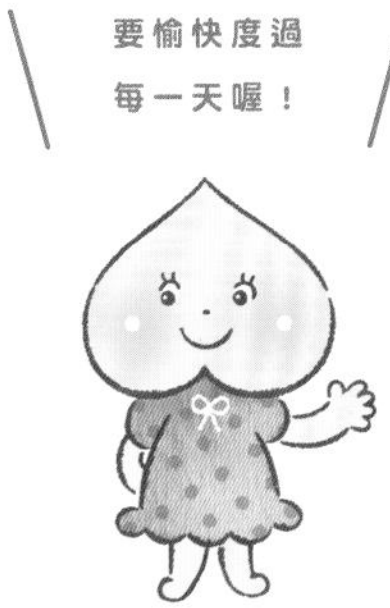

各位是否認為原本休眠中的肌肉開始上工後，身體會因為肌活量上升而容易感到疲累呢？其實恰好相反。肌肉能被均衡使用，身體才不會容易疲倦。這是因為感受到疲勞的其實並非肌肉，而是腦的緣故。

比方說以50塊肌肉來承擔50公斤的負荷時，每一塊肌肉的負擔為1公斤。然而，如果只有一塊肌肉在運作，就必須單獨負起這50公斤的重量。即便這塊肌肉所占的比率不大，只要其判斷「不能再承受更多的負擔，否則會有危險」時，腦就會向全身發出「疲勞」信號。如此一來，縱使有49塊肌肉處於休息狀態，身體也會感到疲倦。

能發揮作用的肌肉若能從原本的1個變成50個，那麼負荷就會分散開來。理論上，身體的活動力會比以往增加50倍。

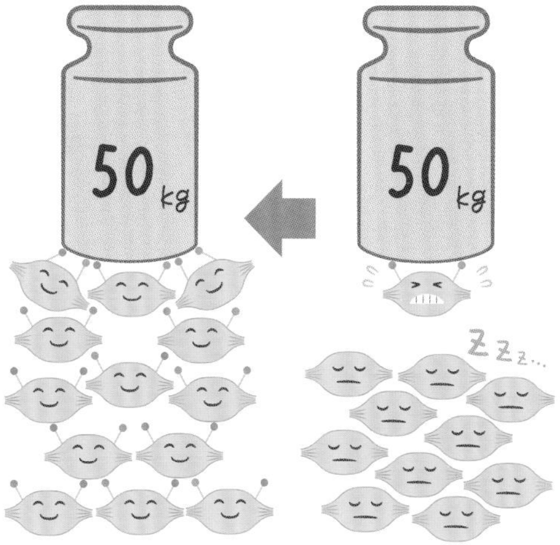

有愈多肌肉運作時
愈不易感到疲勞

當肌肉負荷過大讓腦感到危險時，腦就會發出「累了」的信號，命令身體休息。原本閒置的肌肉重新上工將負荷分散開來時，以往動不動就疲勞的情況也會驟減。

透過臀肌伸展，使全身肌肉都能動起來時，睡眠品質也會隨之提升。這是因為以往身體還不覺得累，腦卻感到疲憊，可能就會導致遲遲難以入睡、睡眠很淺的情形。前來教室接受指導的學員在上完課後，都會覺得「通體舒暢～」並充滿活力地踏上歸途，而他們總是異口同聲地表示「有上課的日子特別好睡」。訓練臀部有助於內臟回到正確的位置，不但能提升內臟機能，血液循環也會變好。

一覺醒來仍無法消除疲勞、因為疲勞的緣故總是煩躁不安、容易便祕而有嚴重的皮膚問題、身體總是冷冰冰……這些無法透過X光照出來的不適症狀也能獲得改善。臀肌伸展能讓你找回原本應有的笑容與活力。

以臀部為重心
向上踢腿
瘦小腹

讓腹部往地板接近的向下作用力，與腳往上踢的向上作用力互相抗衡，刺激小腹和大腿後側。請注意，勿利用肩膀的力量將腿往下壓。平常臀部經常處於閒置狀態時，往往就會透過上半身做出代償性動作。好比明明只要彎曲膝蓋就好的動作，卻要藉由手的力量來進行，基本上手只負責輔助而已。請感受臀部與腹部出力時上半身釋放力氣，肩膀變得很輕鬆的狀態。

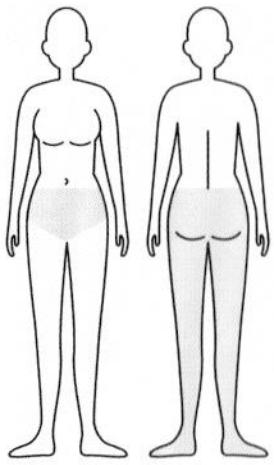

刺激此處！
下腹部
整個腳底

1 將毛巾掛在腳掌上

呈平躺姿勢。右膝靠近胸部，並將毛巾掛在腳底，左右手分別握住毛巾兩端。

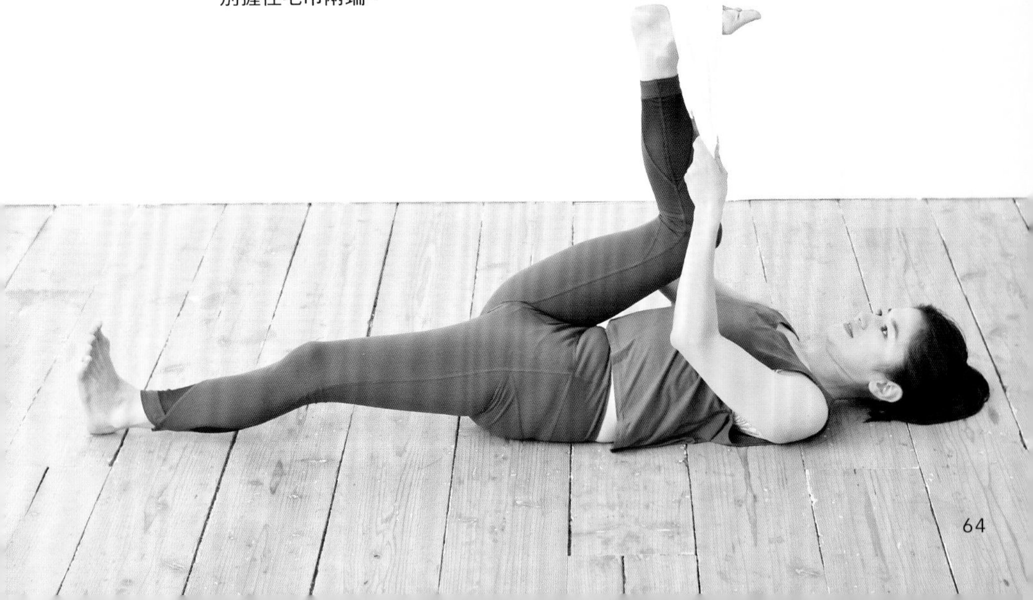

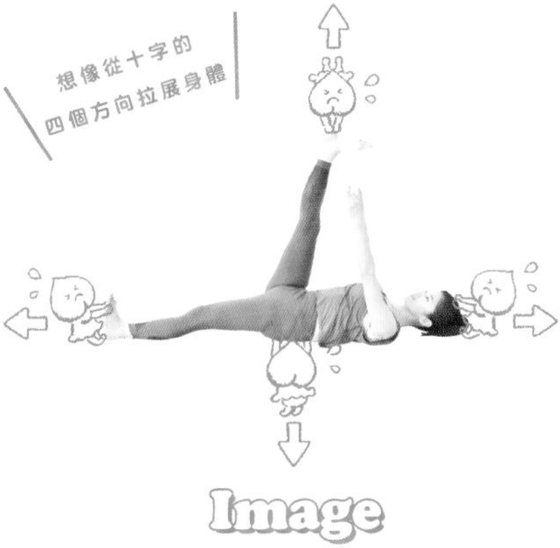
想像從十字的
四個方向拉展身體

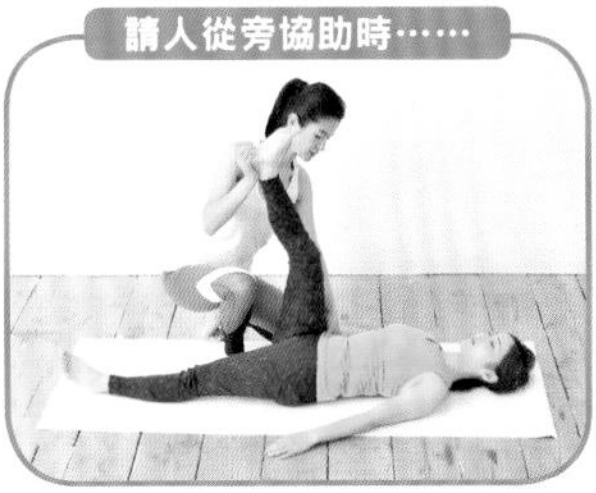
請人從旁協助時……

自力抬起腿後，由輔助者壓住髖關節，
形成上下拉鋸的張力。

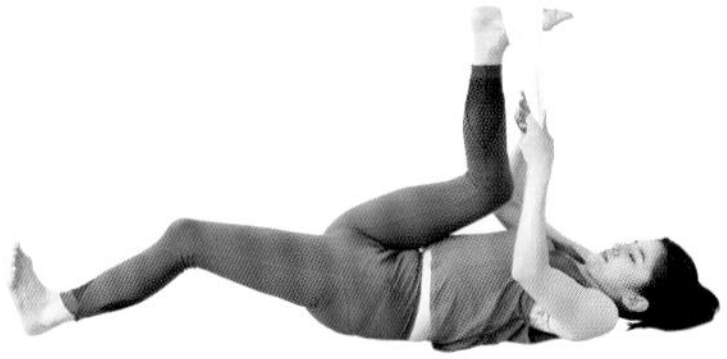

NG 不利用肩膀的力量將腳往下壓

2 腳往上踢

吐氣的同時腹部出力，右腳緩緩向上踢。往上踢時請感受右腳與臀部、頭部與左腳彼此拉鋸的狀態。另一側也以同樣的方式進行。

左右各做5～7次呼吸

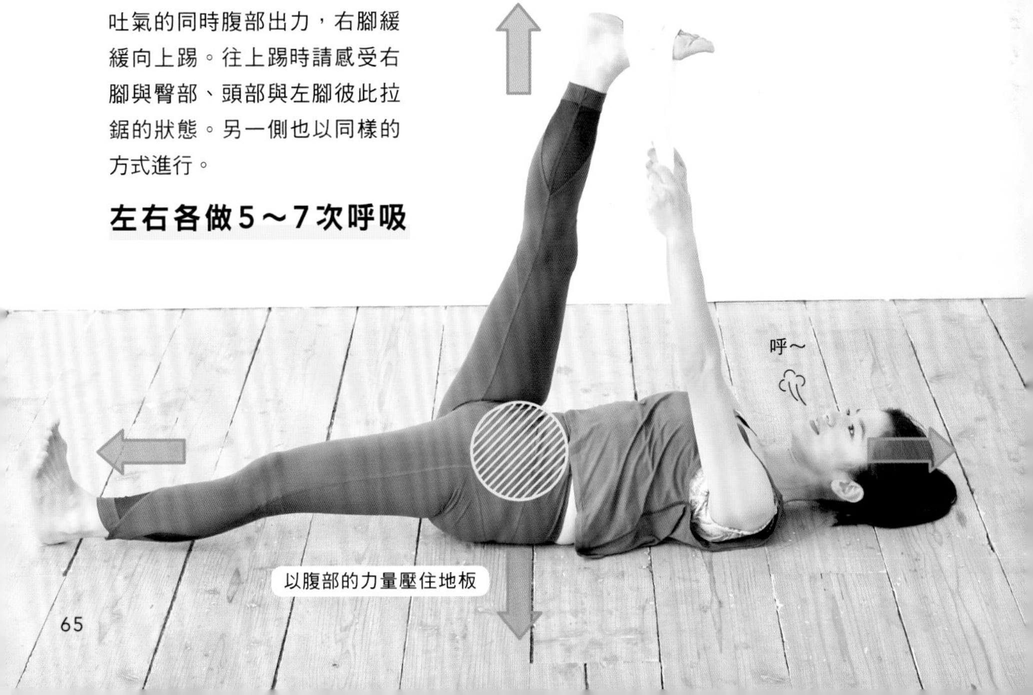
呼～
以腹部的力量壓住地板

以臀部為中心點 拉伸雙腳

瘦大腿

這是透過腳尖與另一側的腰部互相拉鋸，以刺激整個腳掌的動作。以圖片2的姿勢為例，左腳尖為支點，透過左腰、左臂、左太陽穴將身體往左拉，伸展右腳髖關節與右腳底。這樣能鬆緩髖關節刺激大腿後側，緊實大腿線條，還能矯正脊椎與頸椎歪斜等全身各種不對稱的狀態。腰部貼近地板的動作對於收小腹有很大的效果。

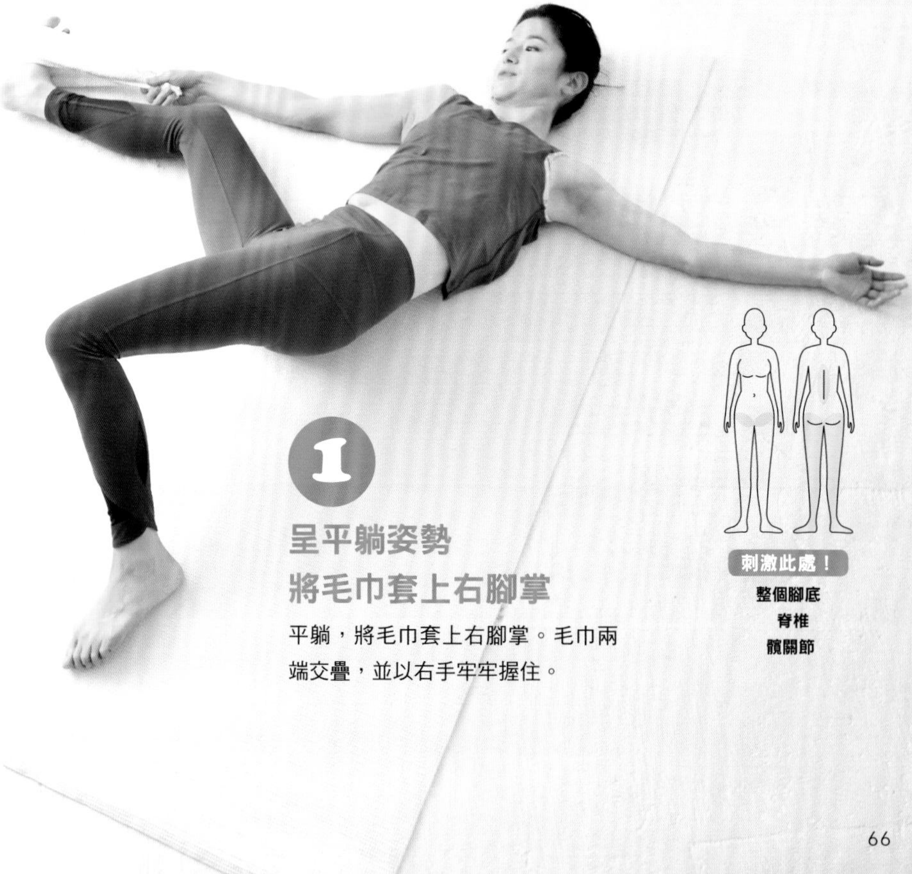

1 呈平躺姿勢 將毛巾套上右腳掌

平躺，將毛巾套上右腳掌。毛巾兩端交疊，並以右手牢牢握住。

刺激此處！

整個腳底
脊椎
髖關節

想像腹部上的
茶几呈
水平狀態

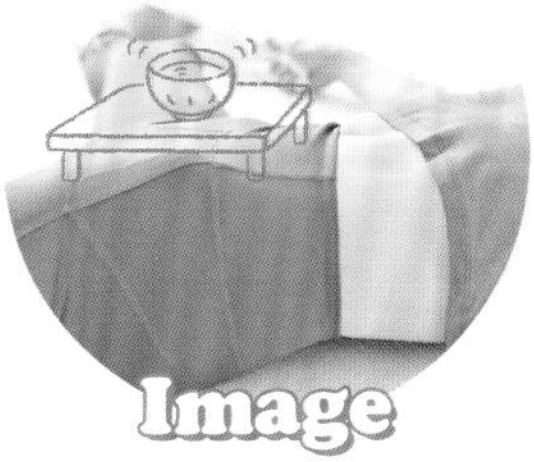

請人從旁協助時……

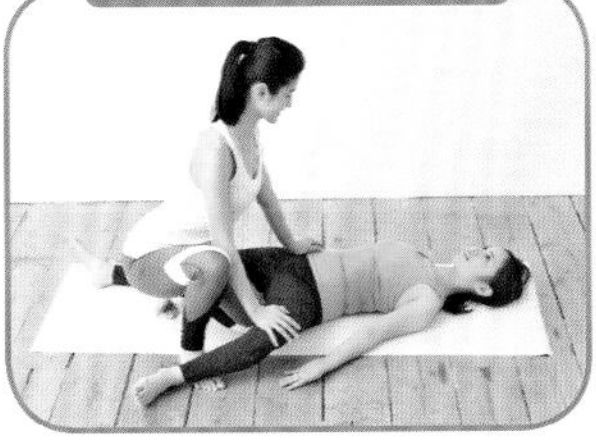

由輔助者一手壓住另一側的腰部避免騰空，一手則壓住膝蓋伸展雙腳。

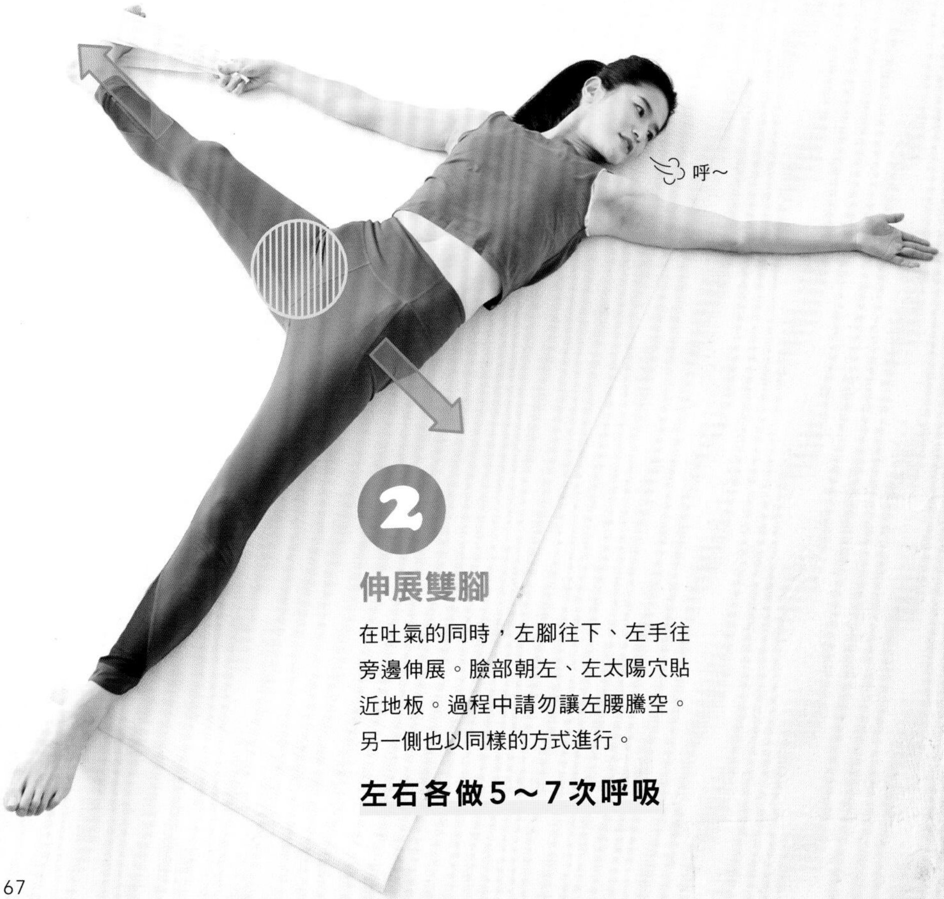

2 伸展雙腳

在吐氣的同時，左腳往下、左手往旁邊伸展。臉部朝左、左太陽穴貼近地板。過程中請勿讓左腰騰空。另一側也以同樣的方式進行。

左右各做5～7次呼吸

透過臀部與背肌
維持左右平衡

瘦後背

利用踢腿的力道拱起上半身，以刺激背面的肌肉。不懂得運用臀部時，進行過程中往往會藉由身體往右倒的動作來抬起手腳。此時請堅持下去，將重心維持在左右中心點。即使動作左右不對稱，只要持續將重心放在中央，就會對臀部、背肌與大腿後側產生效果。不抬起手臂就能防止重心往前移，手腕只負責支撐。透過踢腿的力量拉起上半身。

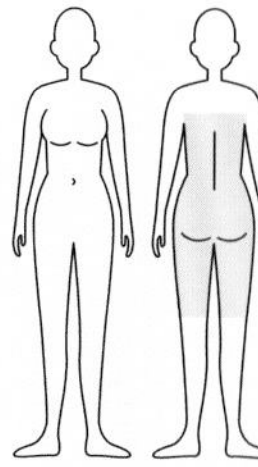

刺激此處！

背部
臀部
大腿後側

1

呈趴臥姿勢
抓住腳踝

呈趴臥姿勢，左膝彎曲，左手抓住腳踝。右手臂手肘以下的部分貼住地板，以支撐上半身。

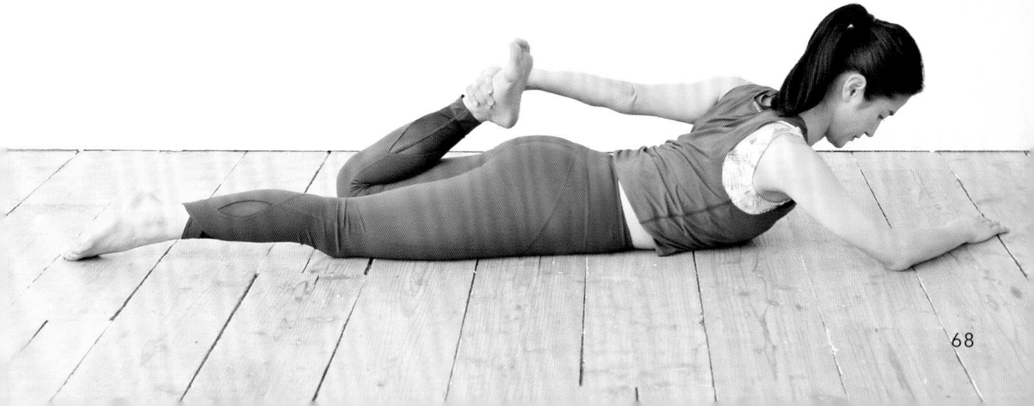

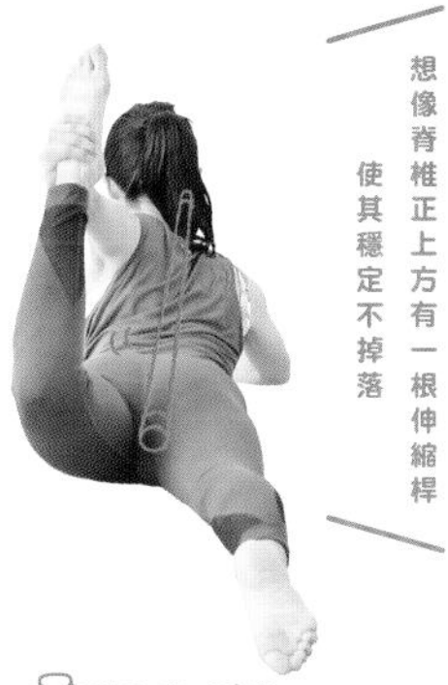
想像脊椎正上方有一根伸縮桿
使其穩定不掉落

Image

請人從旁協助時……

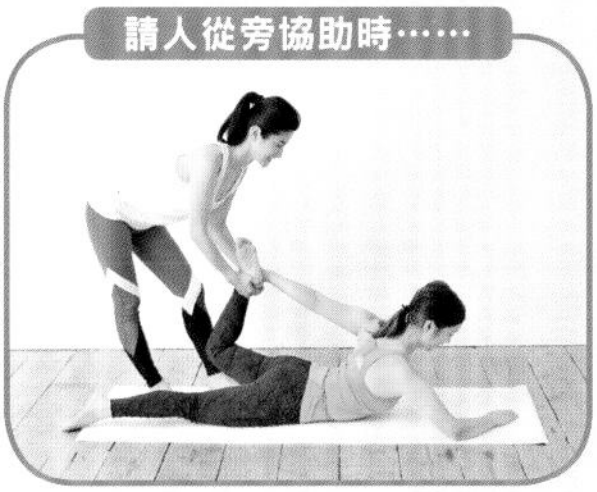

呈俯臥姿勢，輔助者拉住其手腳，透過往上拉的力道令其拱起背部。

NG

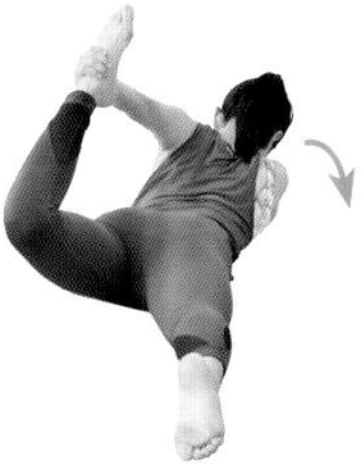

身體不該往右倒

2

腳往後踢 拱起上半身

在吐氣的同時，腳往後踢並拉起上半身。此時請注意勿讓身體往右倒。另一側也以同樣的方式進行。

左右各做3～5次呼吸

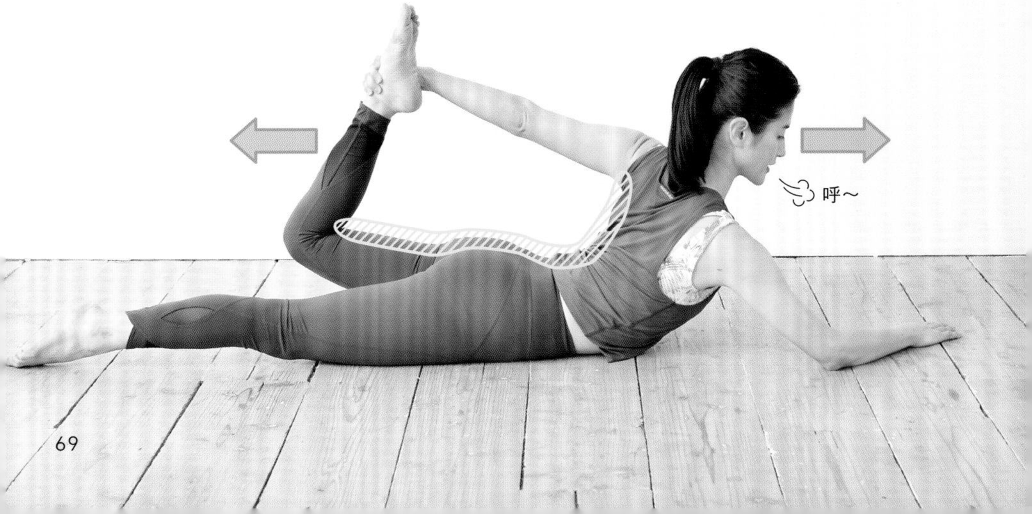
呼～

收緊臀部

重心往前移

瘦手臂

做出揮手或者是將手舉到身前的動作時，手臂上的肉往往會跟著晃動。由此可見，要瘦手臂必須將手往後拉才能見效。然而當肩胛骨周圍過於僵硬時，手便無法大幅往後拉。因此必須一邊鬆緩肩胛骨周圍的筋膜與肌肉，一邊將手往後拉。這對於矯正圓肩與駝背等不良姿勢、解除肩膀僵硬、頸部僵硬、落枕都相當有效。

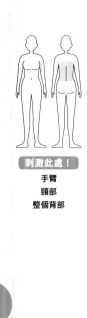

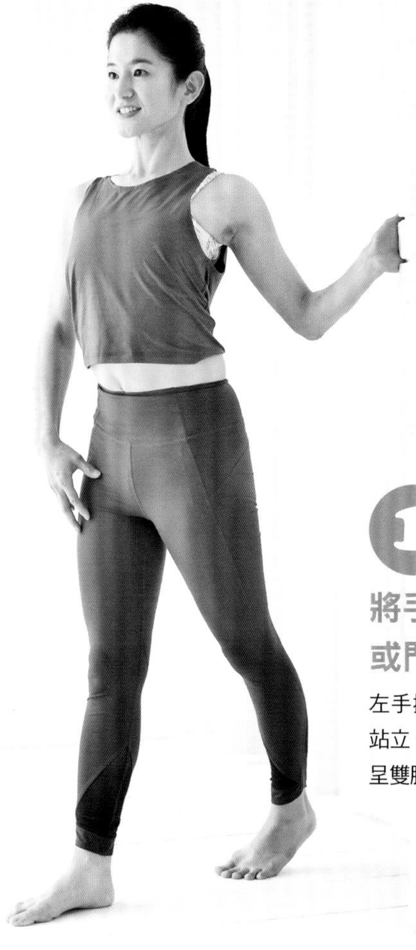

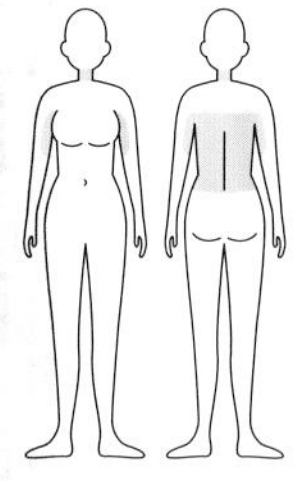

刺激此處！

手臂

頸部

整個背部

1 將手擱在牆角或門扉邊角上

左手擱在牆角或門扉邊角上站立。右腳在前、左腳在後，呈雙腳前後張開的姿勢。

想像以背部
夾住奇異筆

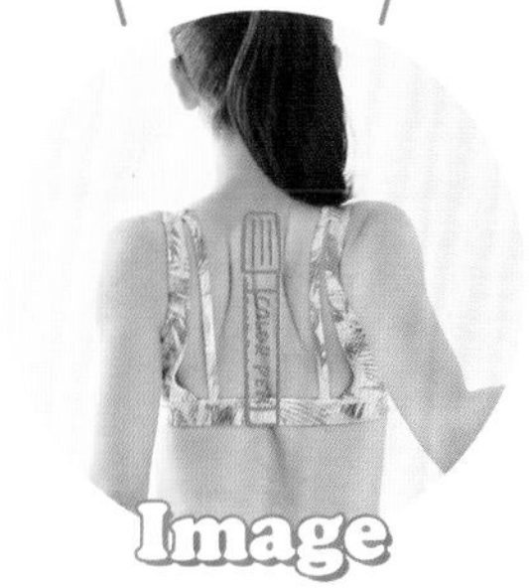

請人從旁協助時……

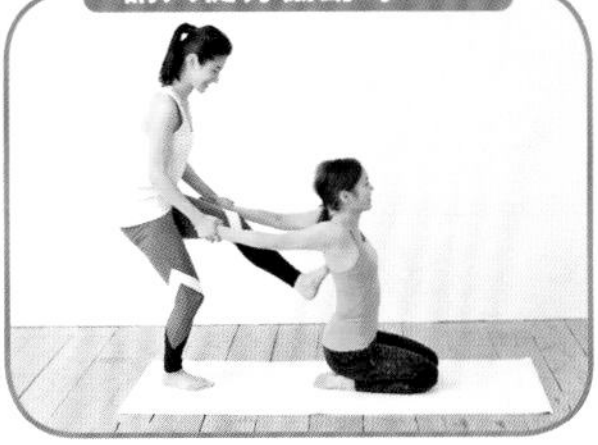

讓輔助者壓住背部並將其雙手往後拉，以鬆緩肩胛骨。

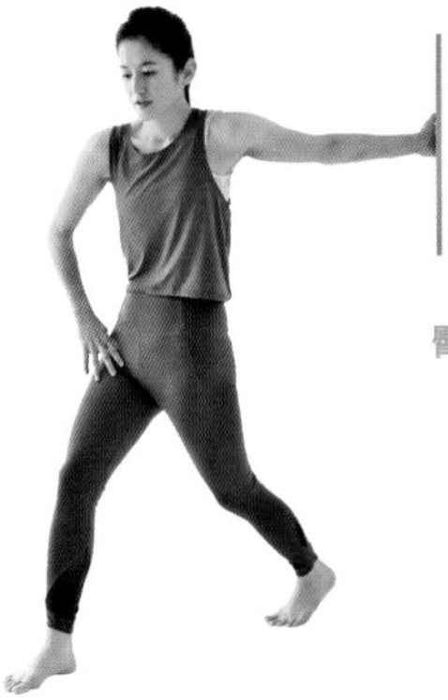

NG

臀部未持續出力

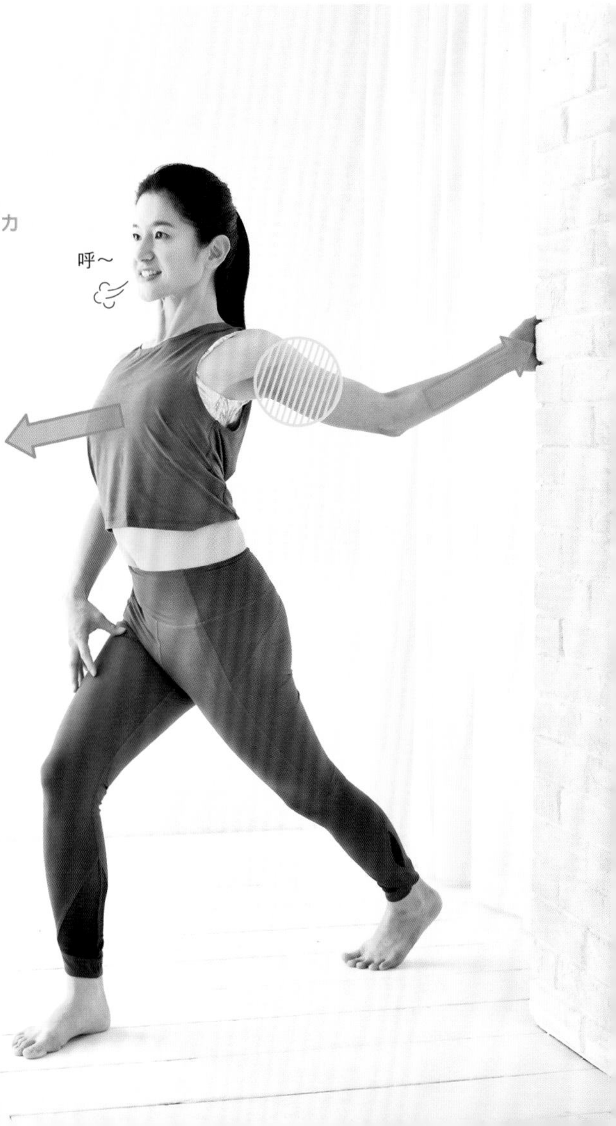

2

手保持固定 重心往前

雙手持續抓住邊角，將全身重量放在前腳上，一邊吐氣一邊維持此姿勢。請感受肩胛骨逐漸往脊椎靠近的狀態。胸部朝向右側斜前方時，肩胛骨會愈往內收攏。另一側也以同樣的方式進行。

左右各做3～5次呼吸

維持臀部穩定的
毛巾伸展操

豐胸

欲打造堅挺的胸型，全方位運用背部肌肉會比鍛鍊胸大肌更加有效果。然而不少人因為過度使用肩膀周圍的肌肉，導致背部與脊椎一帶的其他肌肉閒置荒廢。從後背縱向拉展毛巾，可以舒展後背上半部、並鍛鍊下半部的肌肉。腋側獲得伸展，淋巴液的流動會變順暢，也有美肌的效果。

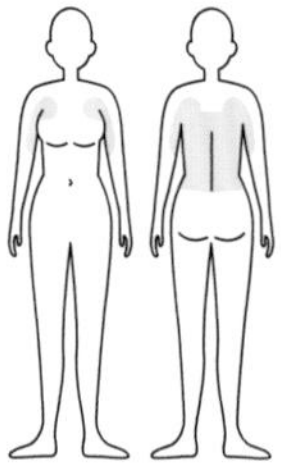

刺激此處！

整體背部
手臂
腋部

1 將毛巾轉到背後

呈跪坐姿勢。整個人彷彿被向上拉提般地抬頭挺胸，筆直豎起骨盆。接著將毛巾轉到背後，縱向拿握。

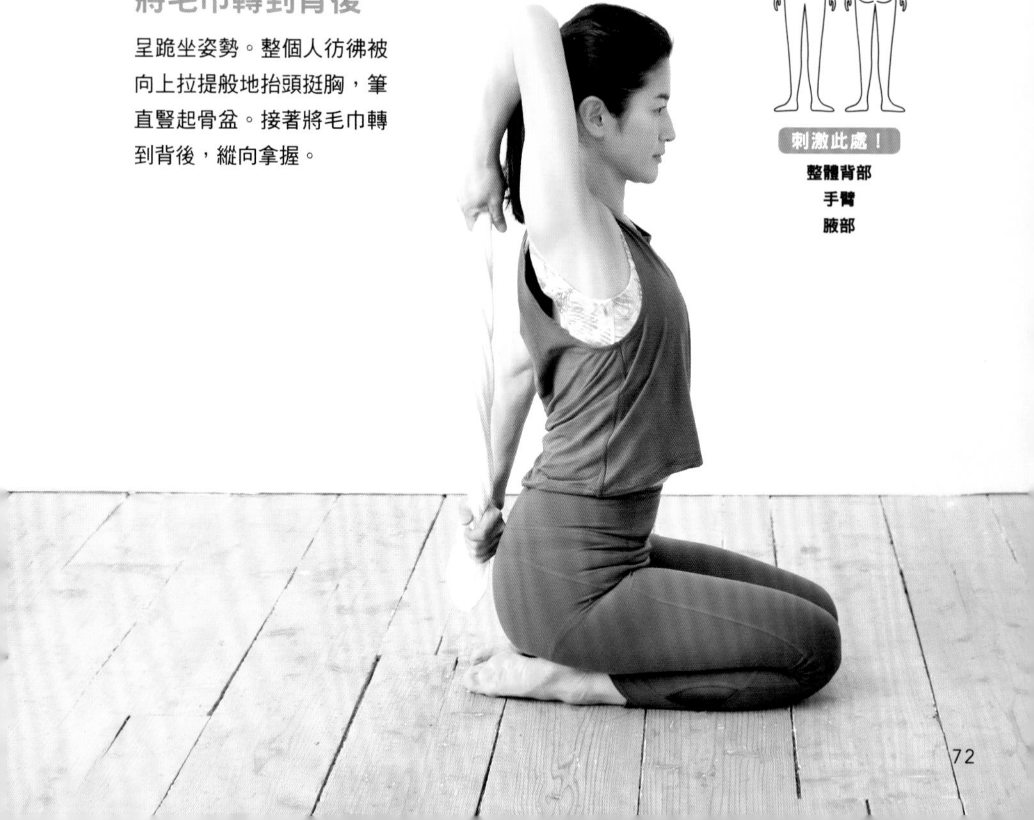

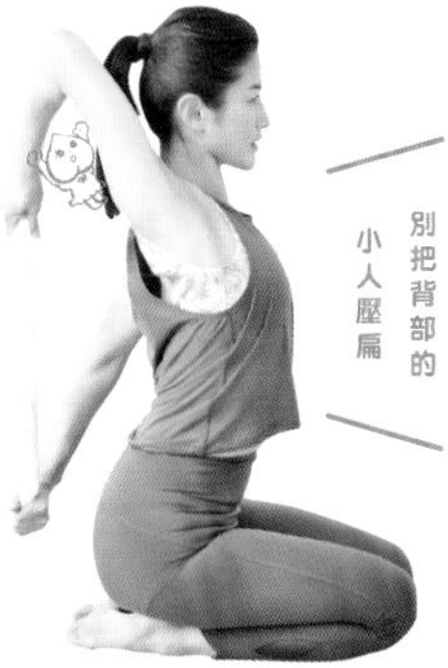
別把背部的
小人壓扁

Image

請人從旁協助時……

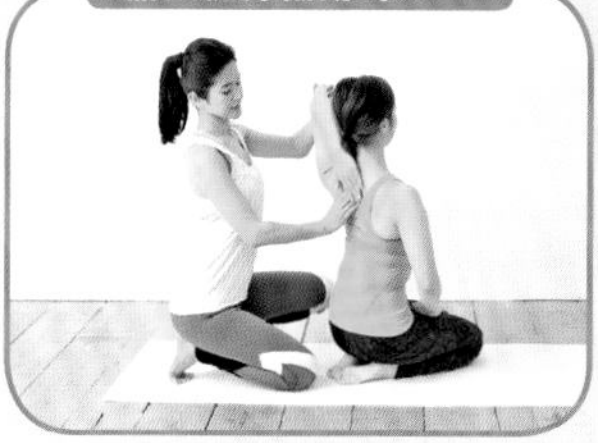

請輔助者固定住肩胛骨，並將其手肘往背部壓，令背部肌肉收縮。

NG

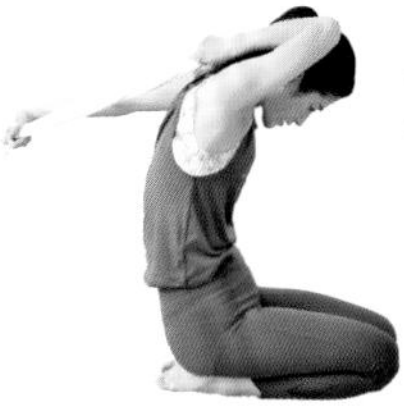

上方的手未往後拉

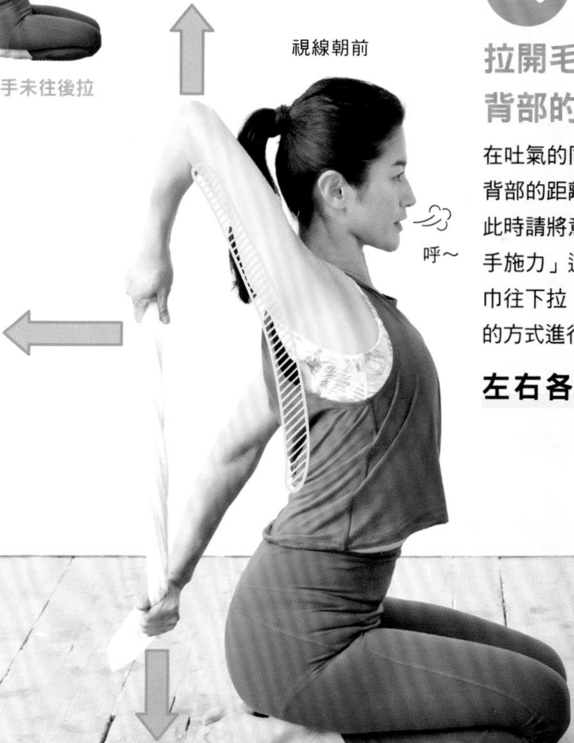
視線朝前
呼～

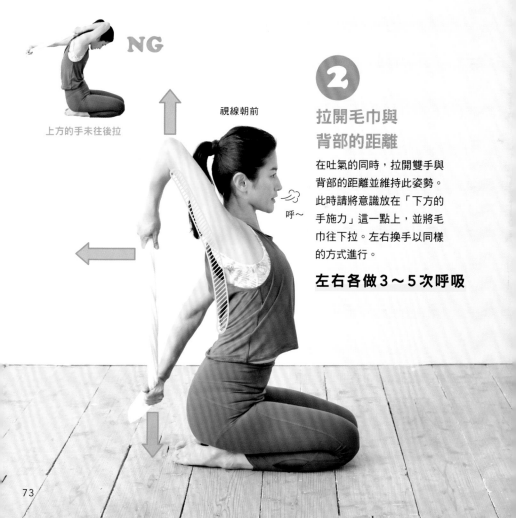

2 拉開毛巾與背部的距離

在吐氣的同時，拉開雙手與背部的距離並維持此姿勢。此時請將意識放在「下方的手施力」這一點上，並將毛巾往下拉。左右換手以同樣的方式進行。

左右各做3～5次呼吸

踮腳尖站立
臀部往上提

改善O型腿

O型腿人的膝蓋會往內夾，導致髖關節變僵硬。重心偏往大拇趾，未使用到小趾側也是O型腿人的特徵。請將全身重量平均分配於所有腳趾上，膝蓋朝外打開並透過臀肌伸展進行矯正。這項訓練對於改善X型腿也有效，而且能預防膝蓋積水，也很建議有膝蓋疼痛問題的讀者進行。這個動作是透過背肌的力量保持平衡，因此也能剷除背部贅肉。

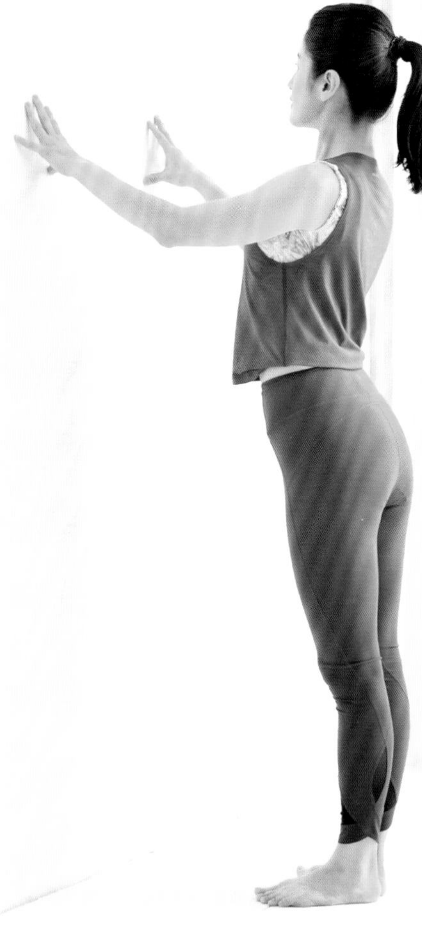

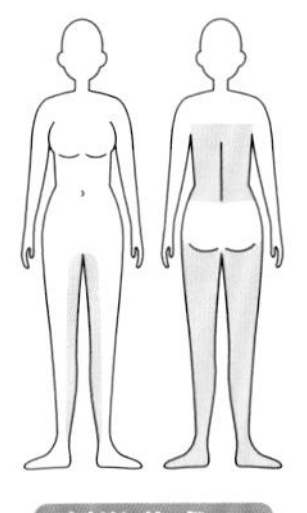

刺激此處！
雙腿內側＆背面
背部

1

雙手輕扶牆壁站立

站在牆壁前，手臂往前伸，手肘微彎。此時請以指尖貼牆為原則來調整身體與牆壁之間的距離。

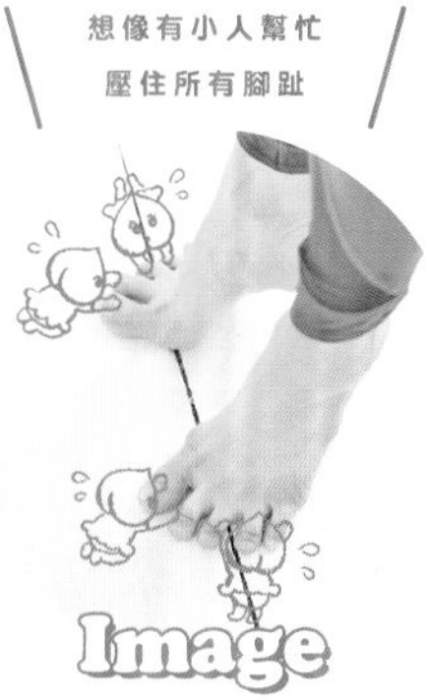
想像有小人幫忙
壓住所有腳趾
Image

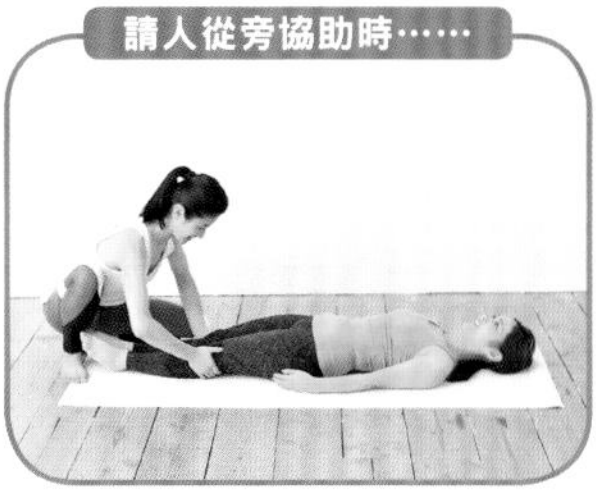
請人從旁協助時……

左右腳一邊往外旋，一邊緊壓住兩邊的膝蓋。

2

踮腳尖站立

抬起腳跟，踮腳尖站立。此時左右腳跟往往會分開，請盡可能互相靠攏。均衡地將全身重量放在所有腳趾上。感受髖關節外旋的狀態並吐氣維持此姿勢。

進行3～5次呼吸

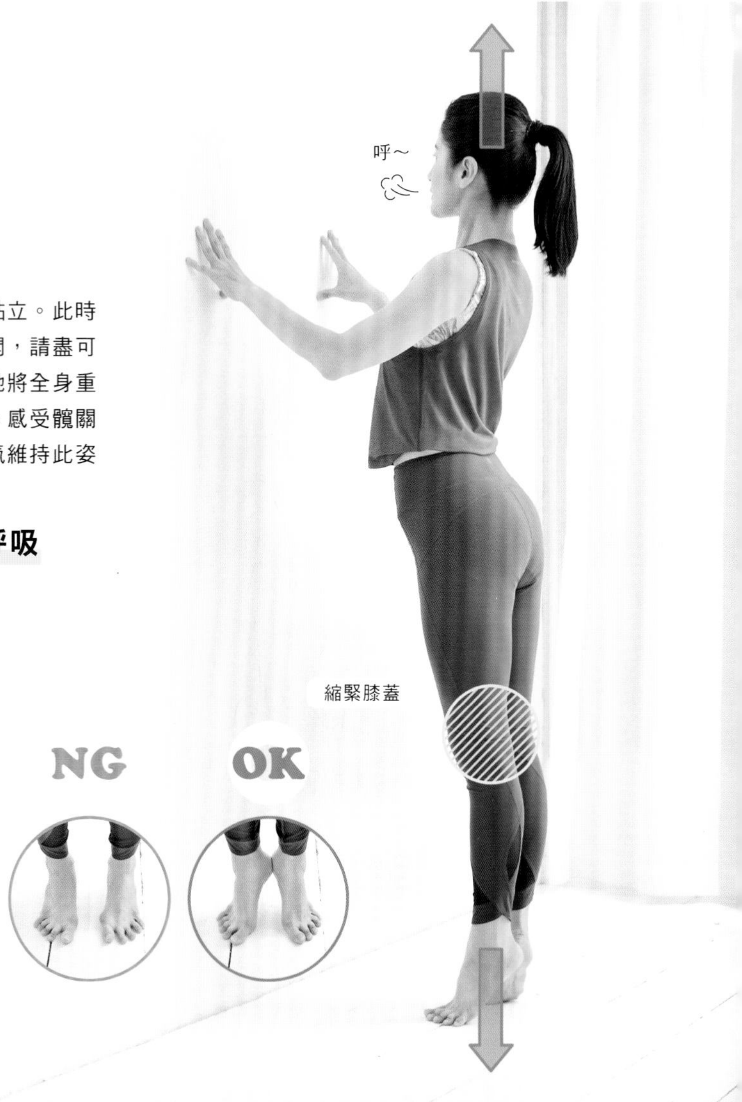
呼～
縮緊膝蓋
NG
OK

雙手與臀部互相拉鋸

預防腰痛

腰部往前彎只是單純的伸展操，與雙手的力量相抗衡時就能舒展僵硬的腰部，收到整體效果。臀部往左右移動時，除了能刺激難以透過日常動作活動到的臀中肌與臀小肌外，還能發揮縮小骨盆的效果。這個方法相當適合用來當作臀部周圍肌肉的緩和運動，也很建議各位在做完其他臀肌伸展操的最後加入這項訓練。

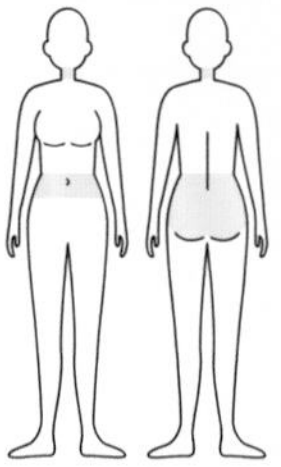

刺激此處！

腰部
臀部
頸部

1 腰部往前彎 伸展手臂

跪坐後上半身往前倒，手臂向前伸。比照趴在地上跪地求饒的姿勢，腰部儘量往前彎。

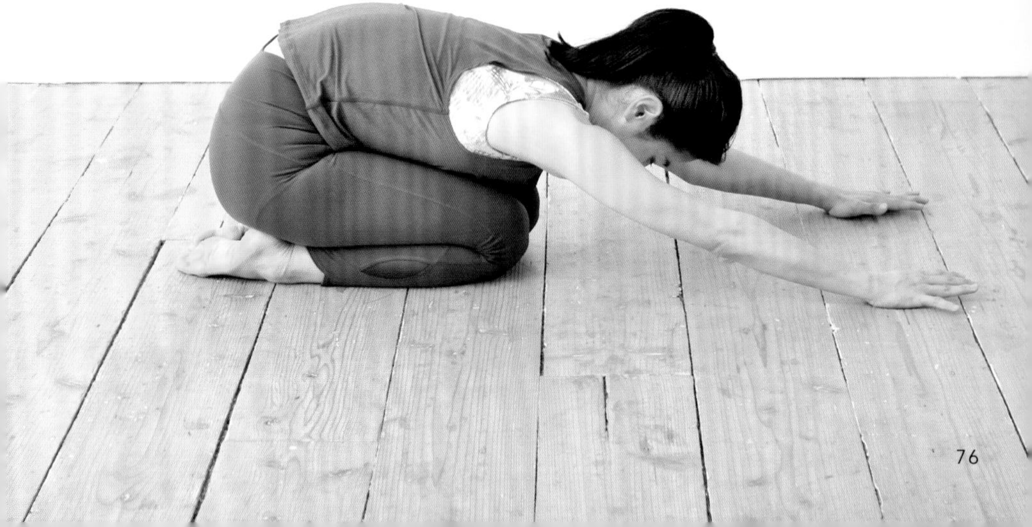

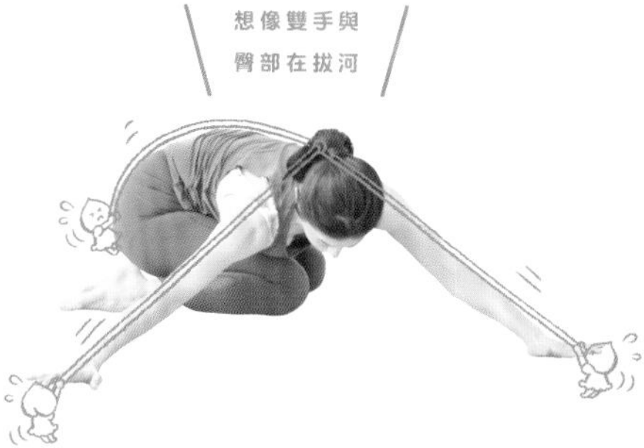
想像雙手與
臀部在拔河

Image

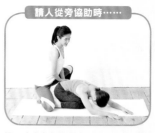

請人從旁協助時……

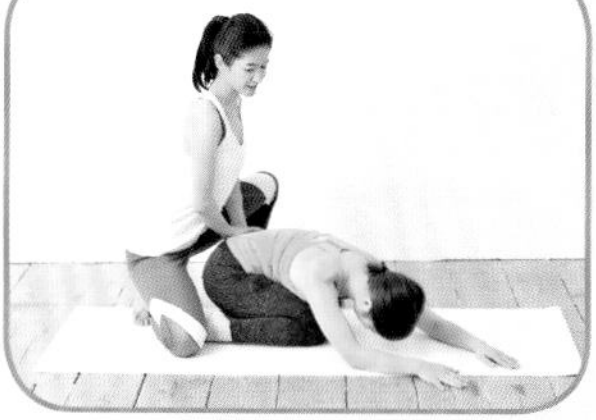

呈下跪姿勢挪動臀部，輔助者則壓住其腰部，鬆緩從背部至腰部的肌肉。

2

臀部往下壓
與雙手形成拉鋸力道

臀部往左挪，上半身則順勢往右移。此時以雙手按壓地板的力量將臀部往上拉，避免臀部貼地。感受左側臀部有所伸展的狀態，並搭配吐氣保持此姿勢。另一側也以同樣的方式進行。

左右各做3～5次呼吸

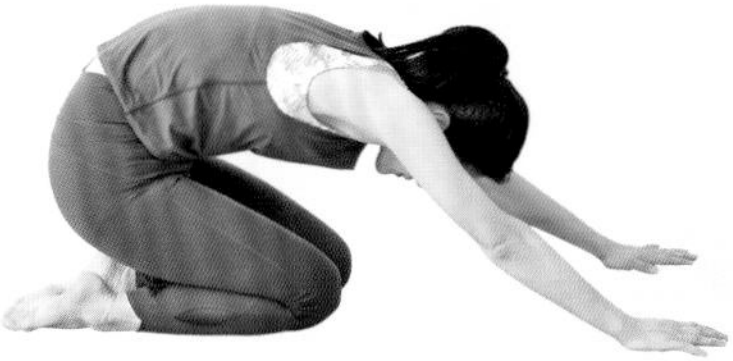

NG 往前倒的幅度不夠大

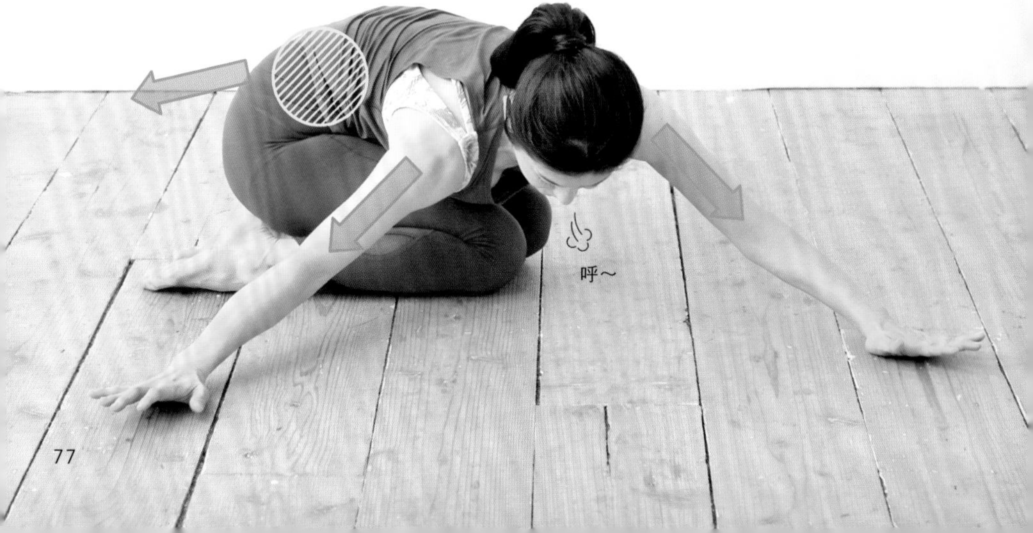
呼～

臀部側倒

扭轉脊椎

減輕肩膀僵硬

脊椎歪斜、彎腰駝背以及肩胛骨不靈活等都是造成肩膀僵硬的原因。請透過本方法靈活地紓緩脊椎，伸展軀幹。以圖片2為例，這是藉由左膝與左肩呈扭轉姿勢而且彼此拉鋸的方式來矯正脊椎的歪斜。手握住腳尖，與身體圈成一個圓亦為重點所在。圓的內側會全面受到刺激，因此圓愈大，矯正脊椎的力道就會愈大。

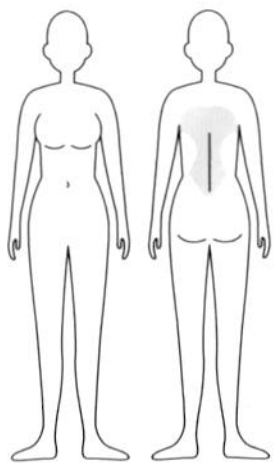

刺激此處！

脊椎

肩胛骨

薦髂關節

1

呈平躺姿勢 雙腿交疊

呈平躺姿勢，豎起雙膝。接著將左腳疊放於右膝上。上半身放鬆。

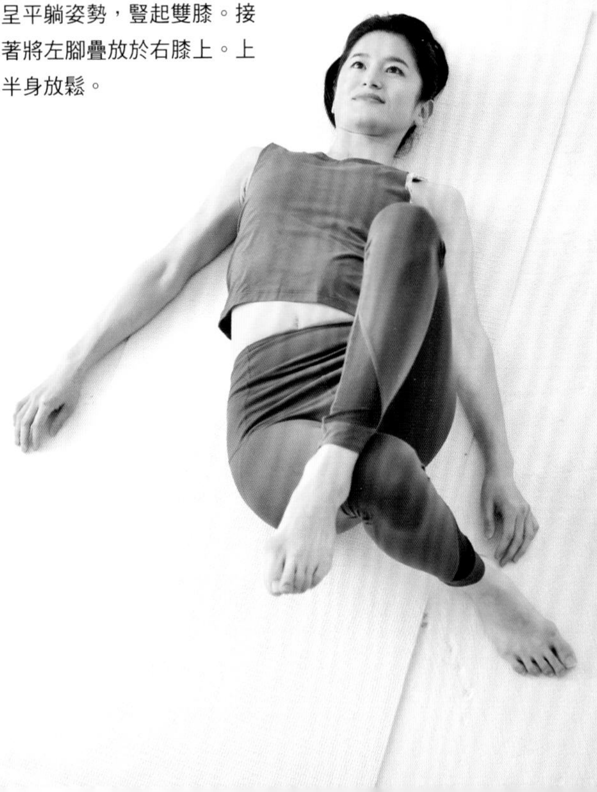

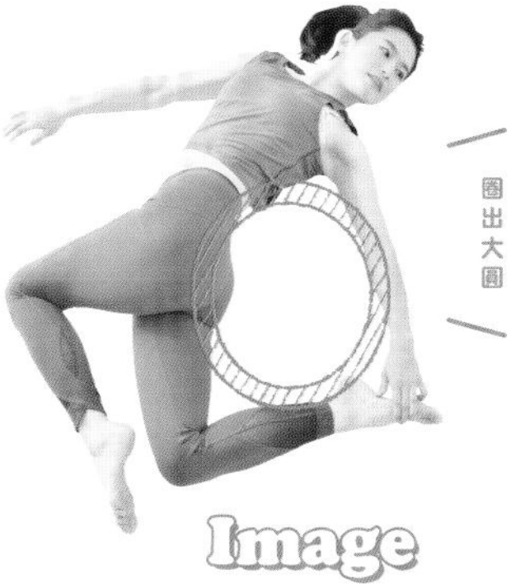

請人從旁協助時……

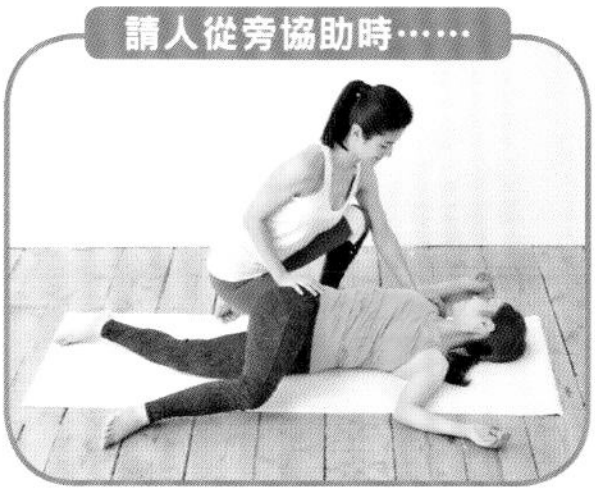

輔助者一手按壓肩膀，另一手則幫忙扭轉臀部，以舒展脊椎與肩胛骨。

2

下半身往右倒 扭轉脊椎

雙膝往右倒，左手抓住右腳尖。一邊吐氣一邊讓左膝靠近地板。扭轉脊椎，感受肩胛骨往脊椎靠攏的狀態並保持此姿勢。另一側也以同樣的方式進行。

左右各做3～5次呼吸

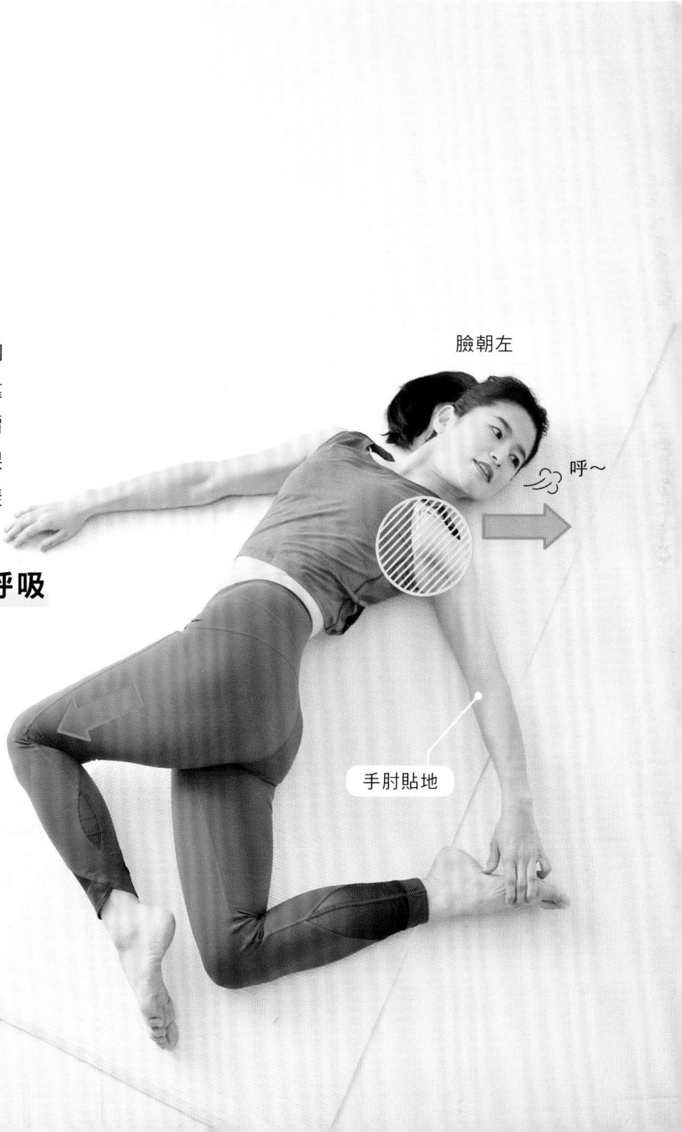

臀部不騰空

伸展軀幹

擊退慢性疲勞

疲勞的一大原因便是身體的歪斜。因身體左右不對稱，導致負擔集中在某部分的肌肉時，就容易感到疲倦。請透過伸展軀幹的臀肌伸展操來解除左右邊的落差與歪斜。如圖片2所示，身體往左倒形成如彎弓般的姿勢時，右腳就會變得比較短。將意識集中在使左右腳均長，就是此動作的訣竅所在。髖關節會大幅伸展開來，骨盆的左右落差便能獲得矯正。另一側則會收縮，帶來塑造腰身的效果！

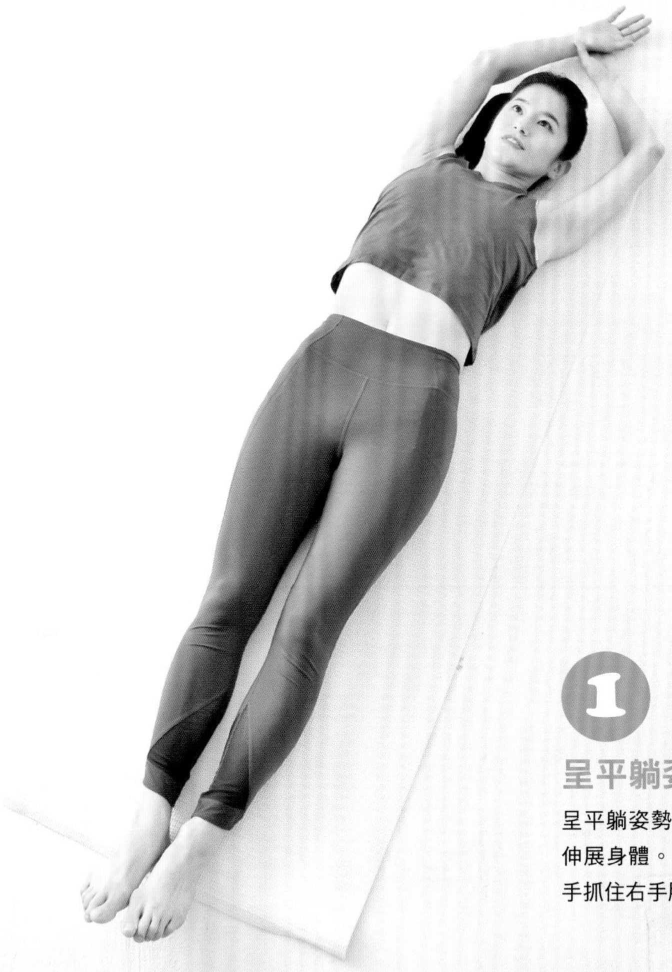

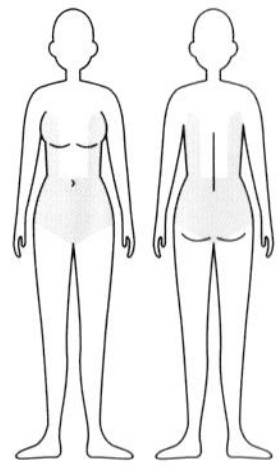

1 呈平躺姿勢

呈平躺姿勢，包括腳尖在內，筆直伸展身體。雙手置於頭部上方，左手抓住右手腕。

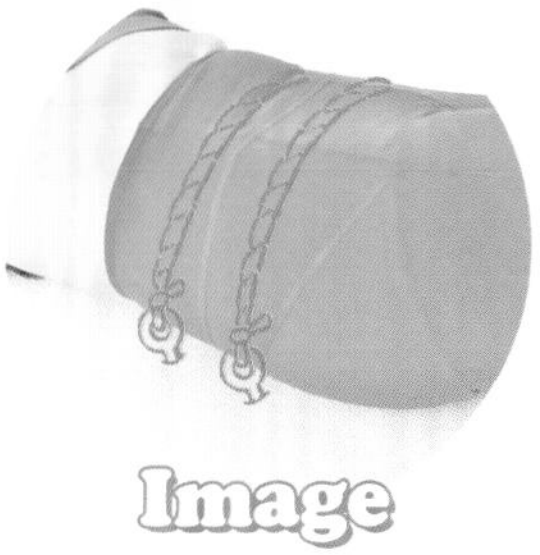
想像用繩子將
臀部固定在地面
Image

請人從旁協助時……

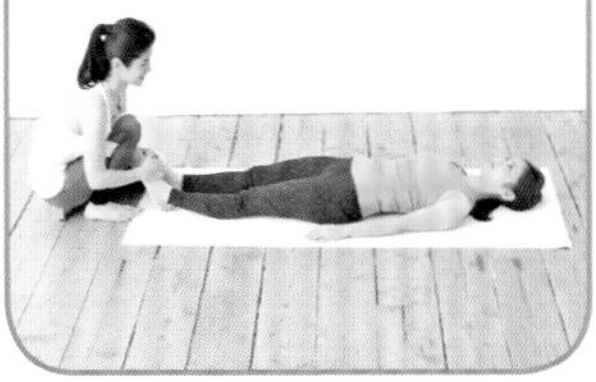

確認左右腳是否等長。拉伸較短的一邊以矯正左右落差。

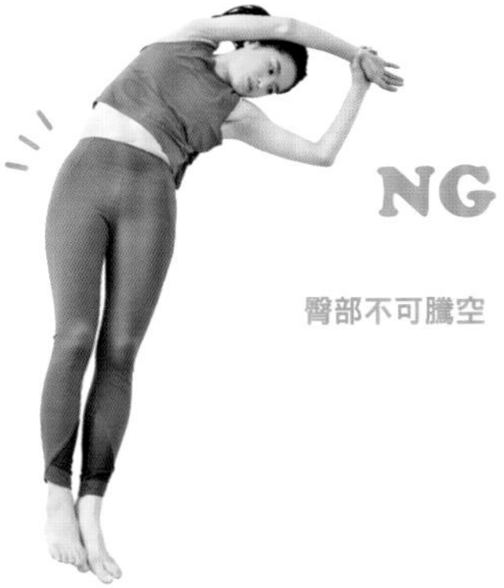
NG
臀部不可騰空

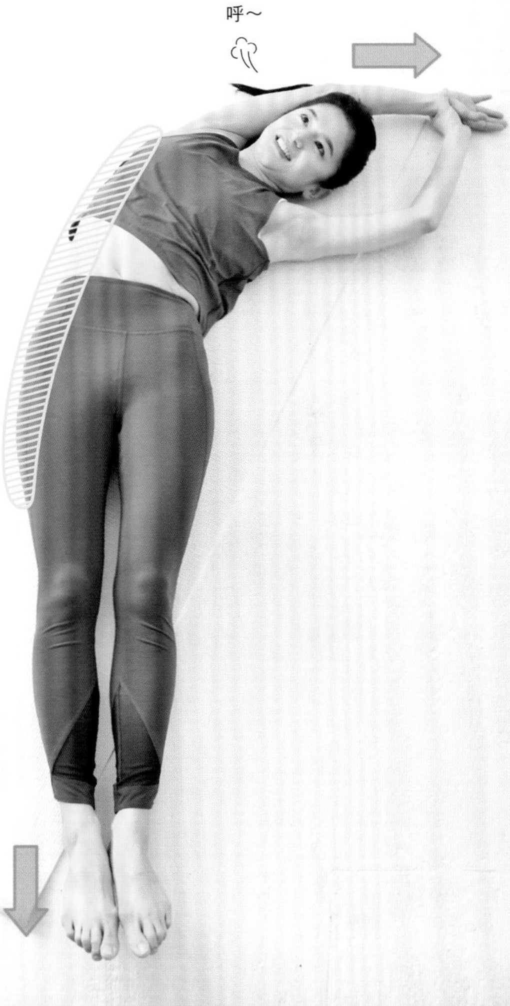
呼～

2 全身如弓箭般彎曲

一邊吐氣一邊將上半身與下半身往左彎，全身形成彎弓般的姿勢。將意識集中在使左右腳均長的動作上，在吐氣的同時維持此姿勢。另一側也以同樣的方式進行。

左右各做3～5次呼吸

收緊臀部

轉動腳尖

去除體寒

雙腳關節僵硬、未能確實運用肌肉時，流往腳尖的血流往往就會停滯，導致體寒的情況惡化。請大幅轉動腳尖，活動髖關節、膝關節與腳踝。日常生活中很少做出雙腳外旋的動作，因此這項訓練就是要讓腳往外轉動。請人從旁協助時，輔助者會壓住朝外的腳尖並加以轉動。自力進行時，則須將意識放在「小趾施力」上來取代外力的協助。收緊臀部當作支點，在小趾施力的同時轉動腳尖。

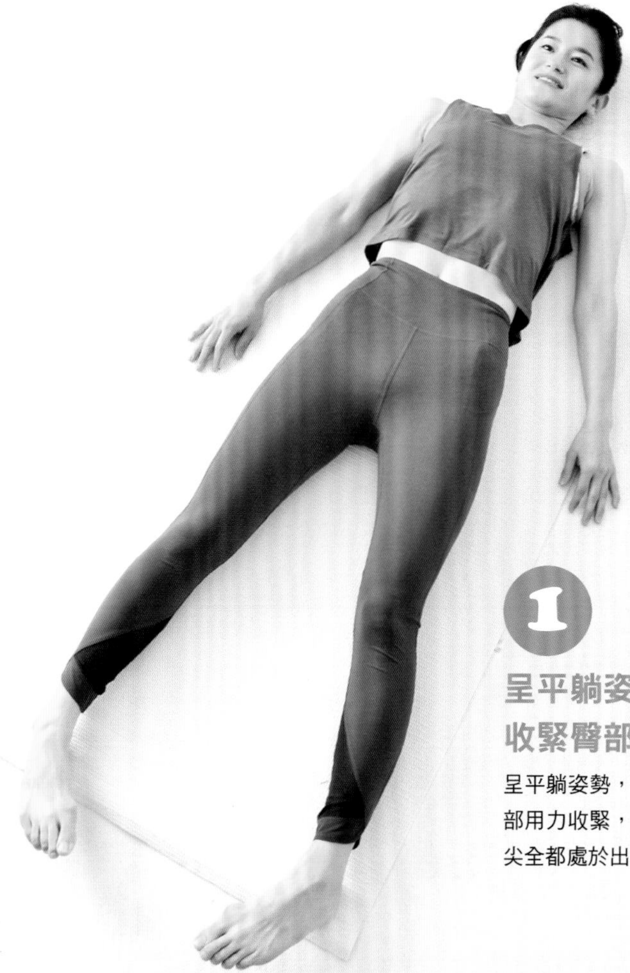

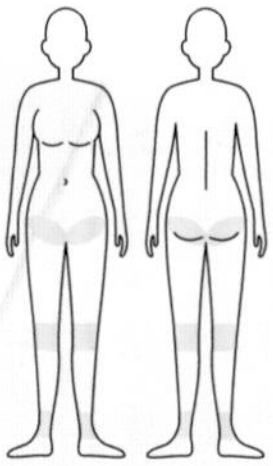

刺激此處！

髖關節

膝關節

腳踝

1

呈平躺姿勢 收緊臀部

呈平躺姿勢，雙腳打開。臀部用力收緊，從臀部直到腳尖全都處於出力狀態。

想像小趾有千斤重

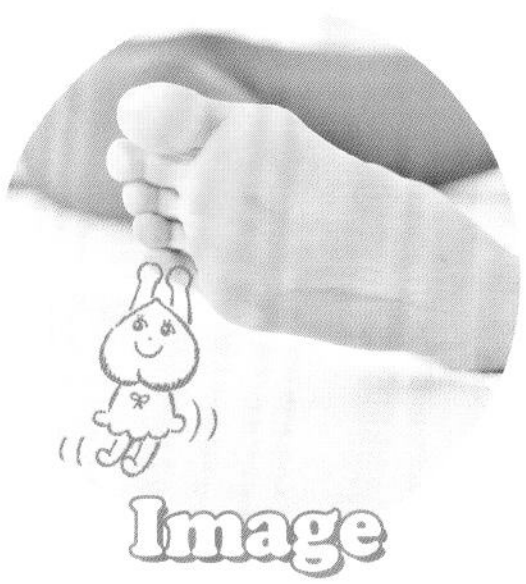

請人從旁協助時……

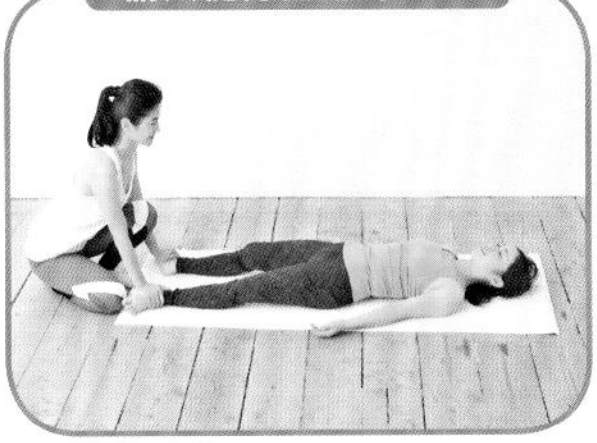

雙腳打開，由輔助者幫忙按壓並大幅轉動腳踝，以帶動髖關節。

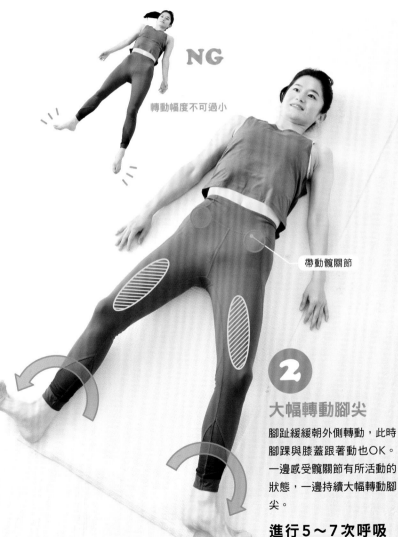

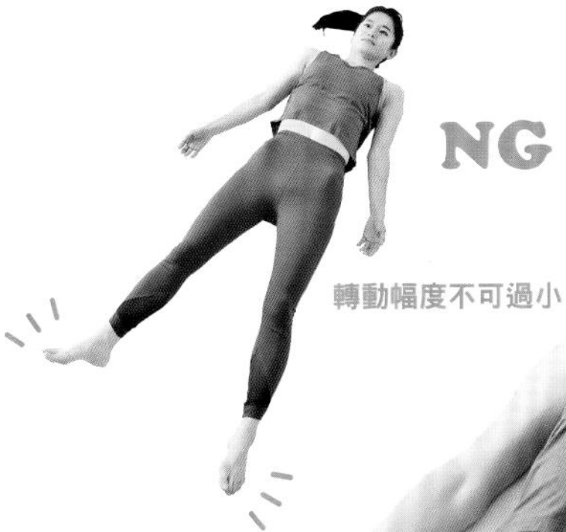

2 大幅轉動腳尖

腳趾緩緩朝外側轉動，此時腳踝與膝蓋跟著動也OK。一邊感受髖關節有所活動的狀態，一邊持續大幅轉動腳尖。

進行5～7次呼吸

※體驗者皆透過臀肌伸展，搭配適當的飲食指導達成瘦身目標。

臀肌伸展體驗者

File1

骨盆縮小，臀部往上翹。腰圍−12公分，連腰身都出現了！

H小姐「30多歲・上班族」

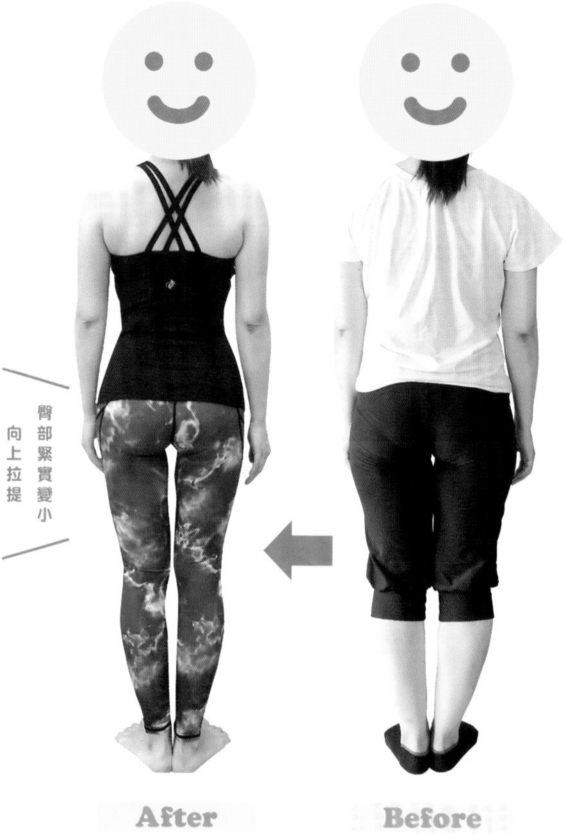

臀部緊實變小
向上拉提
After
Before

H小姐的成果

身高156公分

	After		Before	
−11.5kg	52.5kg	⬅	64.0kg	體重
−4.0%	28.0%	⬅	32.0%	體脂肪率
−12.0cm	70.0cm	⬅	82.0cm	腰圍
−12.0cm	94.0cm	⬅	106.0cm	骨盆周圍

歷時
3個月

頻率
一週2次
70分鐘課程
＋
每天20分鐘的
零碎時間

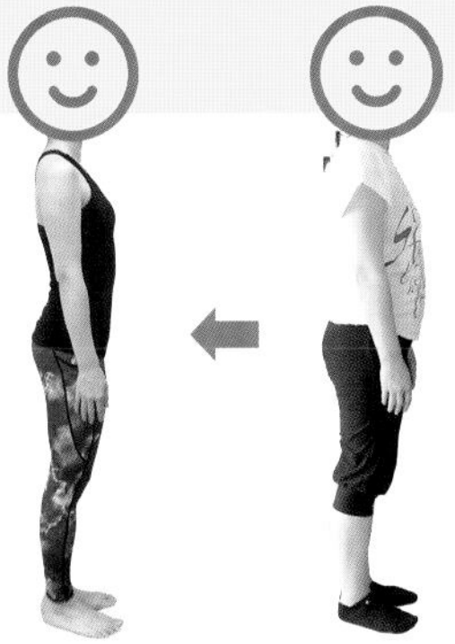

After　Before

原本只穿得下XL號裙子的水桶腰體型，在3個月後重回M尺寸。

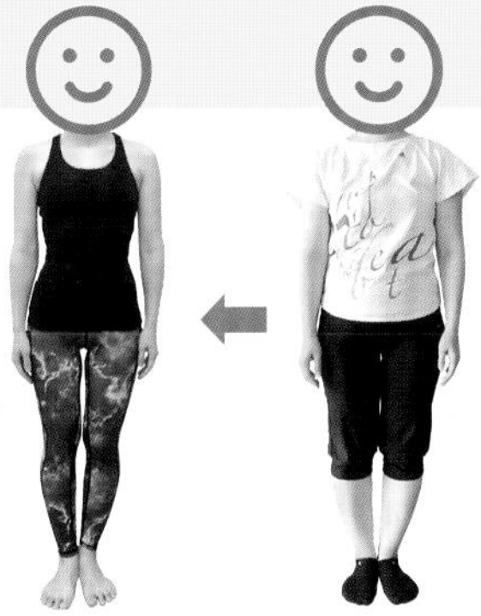

After　Before

最先減掉的是腹部肥肉，重現充滿女人味的腰線！

由於產後未恢復到以前的體重，骨盆也始終處於擴張的狀態，導致褲子都會卡在腰骨拉不上來，因此我便開始上Nako老師的課。

因為缺乏運動經驗的緣故，光是要舒展髖關節就吃足了苦頭，也做不來老師所教的呼吸法，讓我切身感受到自己的身體究竟有多僵硬、呼吸有多淺的這項事實。話雖如此，老師所開設的《一對一教練課程》，並非我所想像的瘋狂鍛鍊肌肉的魔鬼訓練班，所以起初我還覺得半信半疑「這樣真的能瘦嗎？」

過了一個月之後，身體開始出現變化。首先是身體比較不容易疲倦。而且原本因為腰痛的關係只能側睡，不過現在仰睡已不成問題。洗澡時照鏡子也發現「腹部的贅肉似乎不見了」。

一開始做不來的臀肌伸展動作，也逐漸變得有辦法駕馭。聽完老師有條理地解說哪些動作能針對哪個部位發揮效果後，在家進行時會回想起這些建議，並且成功做出鍛鍊核心的動作。

以往我的生活總是被育兒追著跑，但現在「塑身保養的時間＝與自己相處的時間」，心靈上也變得比較游刃有餘。

臀肌伸展體驗者

File 2

腰圍在半年內-8公分!體重-6公斤!雙下巴也消失了

Harunao 小姐「30多歲・上班族」

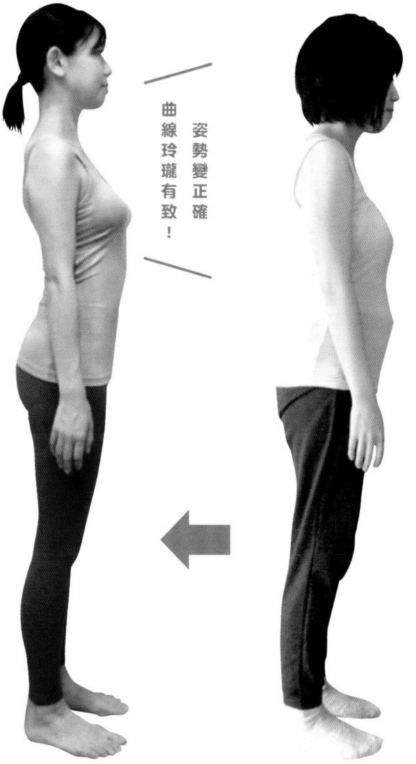

After　　Before

Harunao小姐的成果

	After	Before	
−6.0kg	43.0kg	⬅ 49.0kg	體重
−7.0%	21.0%	⬅ 28.0%	體脂肪率
−8.0cm	64.0cm	⬅ 72.0cm	腰圍
−5.0cm	85.0cm	⬅ 90.0cm	骨盆周圍

身高
155公分

歷時
約6個月

頻率
1～2週1次
70分鐘課程
+
有時間時
睡前進行15～30分鐘

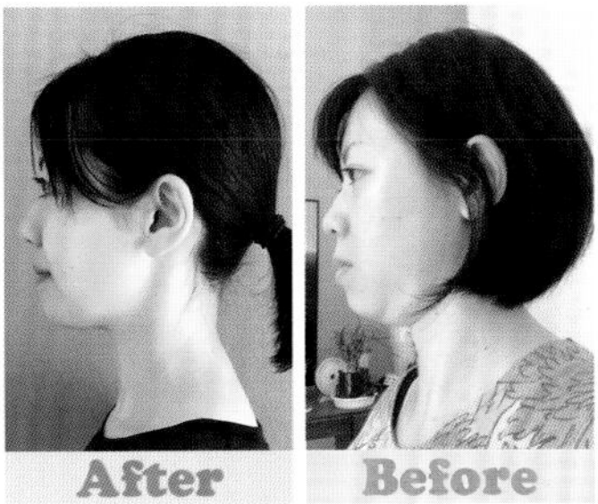

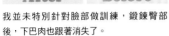

我並未特別針對臉部做訓練，鍛鍊臀部後，下巴肉也跟著消失了。

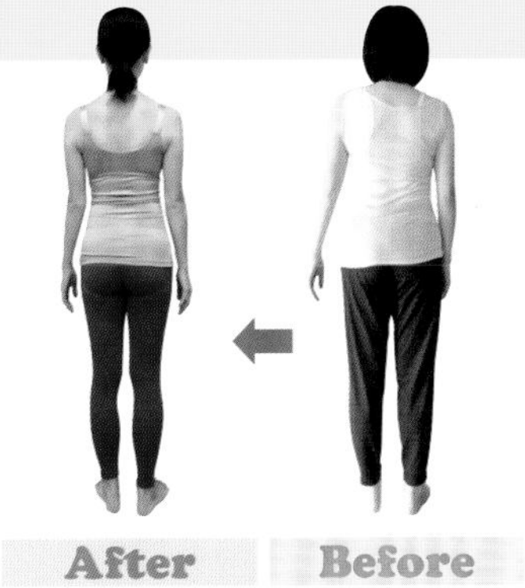

矯正身體重心往右偏的失衡狀況，肩膀高度恢復到水平狀態，圓肩情況也獲得改善。

生完第二胎後為了縮小骨盆，我便報名了Nako老師的課程。左右腳尺寸差了0・7公分之多，身體不對稱的狀況也令我相當在意。

起初身體非常僵硬，老師教的動作都做不來，往往在起始動作時便卡住動彈不得，實在令人相當羞愧。不過持續練習一個月後，開始感受到身體的變化。

其實我在20歲時曾罹患椎間盤突出，因此導致走路姿勢不順暢，讓我深感煩惱。持續鍛鍊後，我發現走路方式在不知不覺間變得很自然。而且以前由於長期腰痛的緣故，早上起床時都得小心翼翼，現在已能輕鬆自如地活動。

在這之後，減重的速度也開始攀升。最令我驚訝的就是下巴周圍的成果。工作時盯著電腦螢幕，脖子總會慣性往前傾，就像恐龍那樣，導致頸椎僵直，且堆積了一層肥肉。持續進行臀肌伸展後，連雙下巴也順利剷除。

產後變成大嬸體型，很多想穿的衣服只能放棄，不過現在的身材比產前還要好，而且還出現嚮往已久的腰身，這些轉變在在令我感到驚喜，整個人也變得更加開朗積極。

File 3

告別產後發福，半年後瘦回最佳體重。優美腰線手到擒來！

Chami小姐「30多歲・骨盆矯正專業私人教練」

粗壯水桶腰
蛻變為水蛇腰

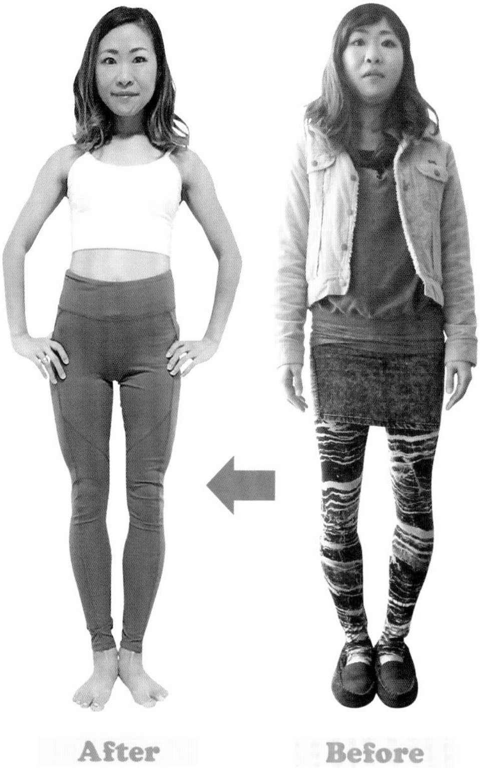

身高
159公分

Chami小姐的成果

	After		Before	
−7.0kg	43.0kg	⬅	50.0kg	體重
−6.0%	19.0%	⬅	25.0%	體脂肪率

轉變為吃再多也不發胖的體質。
原本必須使勁出力才有辦法
併攏膝蓋的O型腿也獲得改善。

歷時
約6個月

頻率
1週2次
70分鐘課程

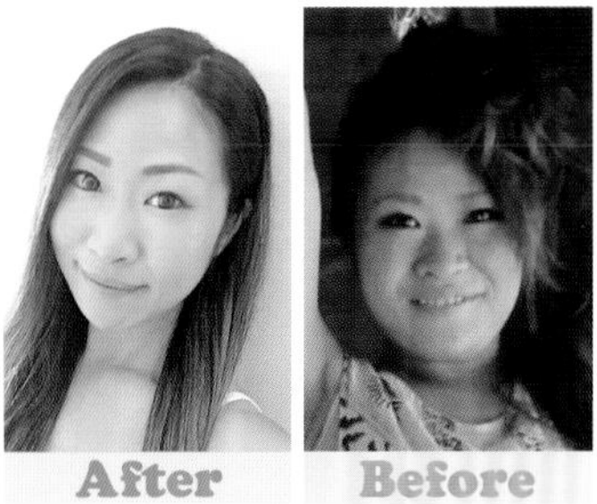

下巴周圍的肥肉消失，臉型也變尖，成為小臉美女。

產後足足比理想體重還多了17公斤，來到60大關。透過餵母乳與節食好不容易減到50公斤，但之後完全停滯，無法再往下降，甚至變成一吃就胖的體質。為了尋求解決之道，我開始接受Naoko老師的課程指導。

Naoko老師的課程，與以往我所上過的瑜伽和重訓課相當不同，不是接連不斷的活動身體，反而是透過限制動作來鍛鍊，實在很新鮮。藉由省去多餘的動作，讓訓練目的及產生效果的部位更為明確。此外，臀肌伸展雖然不像慢跑那樣屬於有氧運動，卻能令人感受到自己持續均衡地運用了全身的肌肉。

懂得使用身體的肌肉後，便能釐清自身的弱點，像是「動作習慣以右邊為軸心」等等。不僅限於上課過程，就連日常生活也會隨時留意保持中軸，身體也不斷地有所變化。除了突破50公斤的減重關卡、恢復到最佳體重外，還找回了吃再多也不會胖的體質！

塑身減重的效果明顯可見，又能自助保養骨盆一輩子，我認為這就是臀肌伸展最厲害的地方。

臀肌伸展體驗者
File 4

頑固的大腿肥肉退散 練出筆直修長的雙腿！

I小姐「30多歲・骨盆矯正專業私人教練」

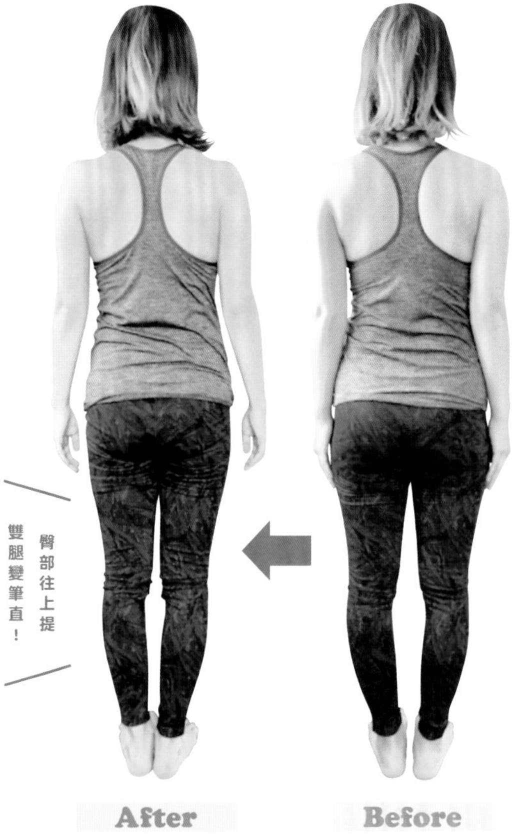

臀部往上提
雙腿變筆直！
After
Before

身高 152公分

I小姐的成果

	After		Before	
−2.0kg	46.0kg	⬅	48.0kg	體重
−6.0%	23.0%	⬅	29.0%	體脂肪率

治好O型腿，下半身變緊實。
肌力也隨之提升，轉變為不易疲勞的體質。

歷時
3個月

頻率
1週1次
70分鐘課程
＋
每天睡前進行5分鐘

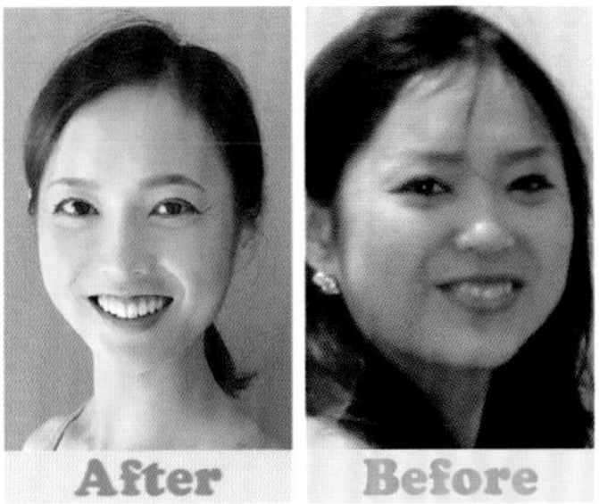

發胖時期所認識的朋友，看到我驚訝地表示「你誰？」外觀予人的印象也大不相同。

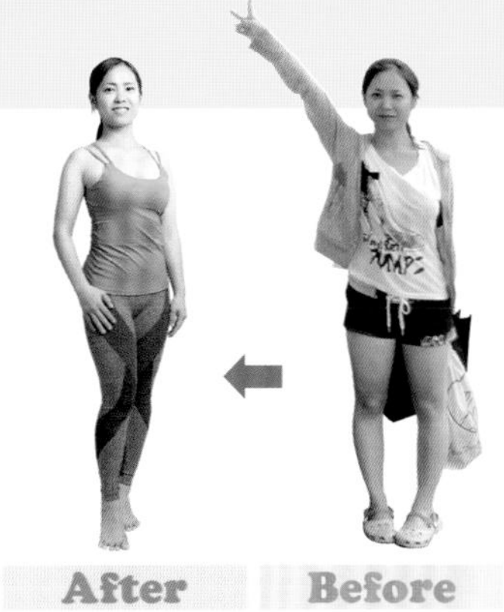

比人生中最重的時期少了12公斤。 現在已不再害怕吃東西會變胖。

我從學生時代就胖胖的，試過節食、慢跑、上健身房等各式各樣的減肥方法，不過每次都宣告失敗。

懷孕期間，因孕吐吃不下東西而變瘦，但由於常常躺著不動導致肌力大減。產後體重明明只有40幾公斤，體脂肪率卻將近30%，整個人非常容易疲勞，光是站著都覺得虛脫。O型腿很嚴重，再加上下半身肥胖也讓我深感煩惱。

嘗試臀肌伸展法後，才驚覺自己完全沒用到臀部與大腿後側的肌肉。練習過程中頻頻發生腦袋明明知道該怎麼做，身體卻無法順利配合的情況。據Naoko老師表示，我的下半身肥胖原因是出在大腿外側突出，並指導我鬆緩肌肉才是讓腿變細的關鍵。

經過一個月後開始感受到臀肌伸展的效果。原本我是便祕體質，3～4天才上一次大號，現在則是每天規律排便。不只如此，以前只能勉強扣上的M號裙子變得能輕鬆穿上，裙頭還有容納手掌的空間。

疏於鍛鍊臀部肌肉時，就會自我察覺到髖關節外擴的現象。因此只要感覺到體態亮黃燈了，便可以自行調整改善，令人覺得相當安心。

臀肌伸展體驗者

File 5

腰圍－10公分，腹部變平坦！治好駝背、擺脫肩膀僵硬

G・Y小姐「40多歲・主婦」

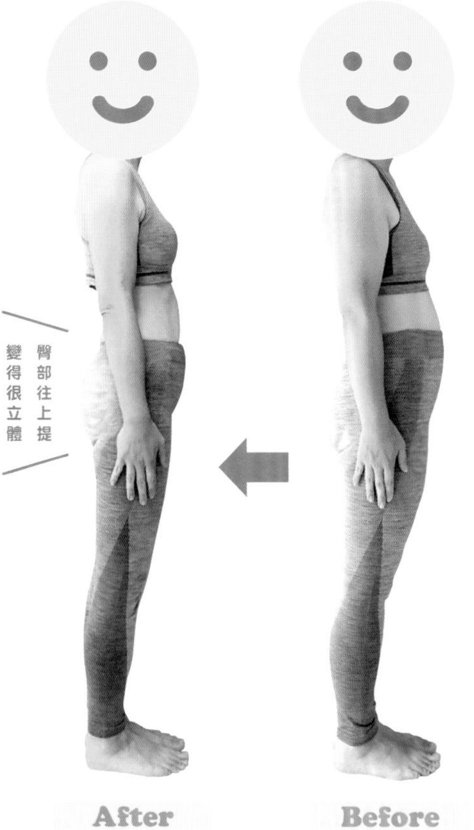
臀部往上提
變得很立體
After
Before

身高158公分

G・Y小姐的成果	After		Before	
−6.0kg	50.0kg	⬅	56.0kg	體重
−4.0%	24.0%	⬅	28.0%	體脂肪率
−10.0cm	65.0cm	⬅	75.0cm	腰圍
−9.0cm	86.0cm	⬅	95.0cm	骨盆周圍

歷時
3個月

頻率
1週1～2次
70分鐘課程
＋
每天15分鐘的
零碎時間

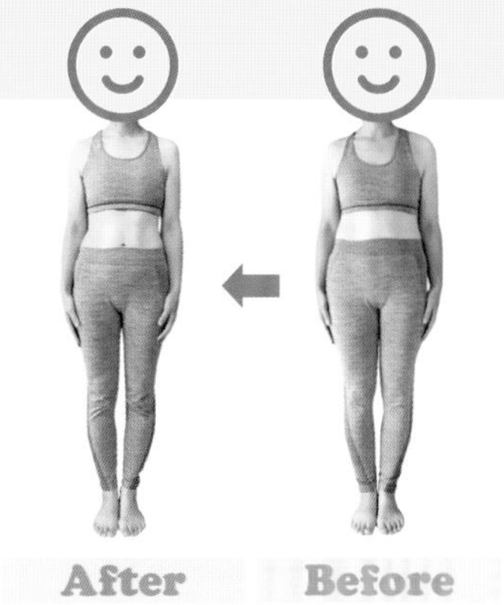

擁有腰身令人感到開心。可以挑戰原本不敢穿的合身款式。

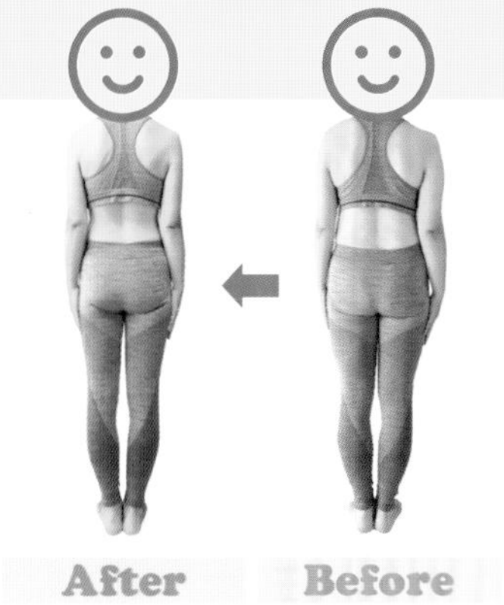

背部脂肪消失，線條分明，讓我對背部曲線產生自信。

以前只要想減肥，我就會開始節食，或在泳池中健走，不過卻老是瘦不下來，內心相當受挫。生完第二胎後，為了縮小骨盆開始接受Nako老師的指導。但當時的我並不覺得能瘦多少，只是抱持著「只要有點變化即可」的輕鬆心態。

剛開始上課時，僵硬的肩膀也讓我傷透腦筋。據Nako老師分析，這是姿勢不良所導致的毛病。我這才得知自己的脖子受到駝背影響，經常往前傾，但根本的原因則出在髖關節僵硬，因此也將矯正姿勢列入課程目標裡。

起初的十堂課，儘管腦袋聽得懂老師的指示，身體卻跟不上，讓我覺得很焦躁。後來成功的次數漸漸變多，能在保持身體平衡的狀態下做出各種動作。以前我總認為坐在椅子上時，屁股會攤成一坨是很正常的。不過開始接受指導後，每天都能實際感受到臀部接觸椅面的面積逐漸縮小的現象。結束三個月的課程後，不但臀部變小、腰圍少了10公分，駝背與肩膀僵硬的情況也都有所改善。

課程結束後也沒有復胖，能持繼續維持良好的體態。

臀肌伸展加碼動一動！

消除
橘皮組織按摩

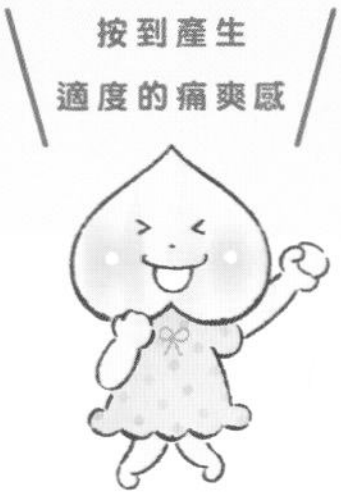

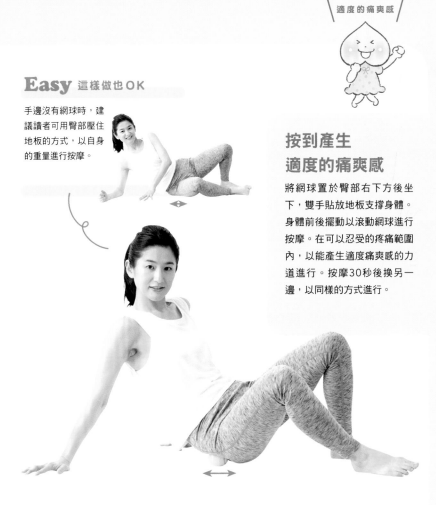

Easy 這樣做也OK

手邊沒有網球時，建議讀者可用臀部壓住地板的方式，以自身的重量進行按摩。

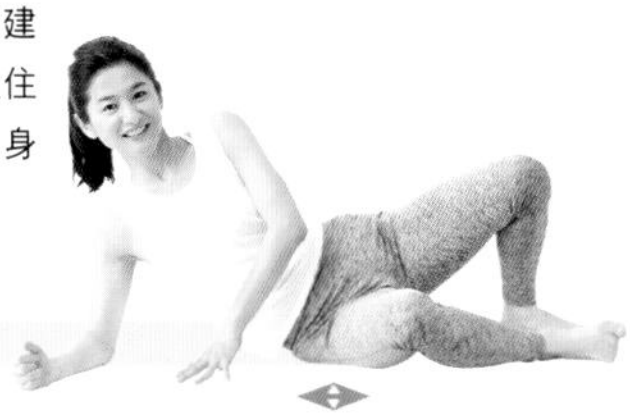

按到產生適度的痛爽感

將網球置於臀部右下方後坐下，雙手貼放地板支撐身體。身體前後擺動以滾動網球進行按摩。在可以忍受的疼痛範圍內，以能產生適度痛爽感的力道進行。按摩30秒後換另一邊，以同樣的方式進行。

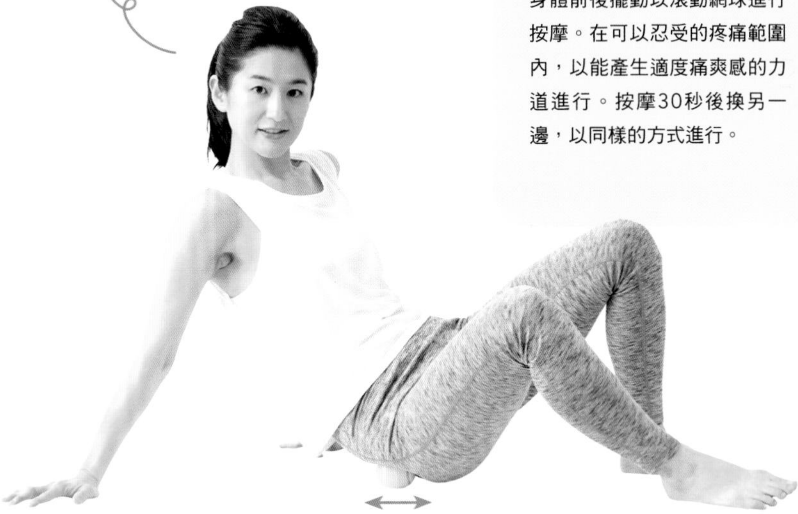

橘皮組織指的是臀部或大腿等部位的皮膚表面所出現之凹凸紋路。此現象起因於肥大化的脂肪細胞，當脂肪肥大時就會壓迫周圍的血管或淋巴管。如此一來，原本應隨著淋巴液排出的老廢物質會不斷累積，導致血液循環變差、體寒情況惡化。脂肪肥大的部位將漸漸變得像橘子皮般，呈現出明顯的凹凸外觀。

橘皮組織無法透過臀肌伸展的方式消除，而且還會妨礙臀肌伸展的效果，是相當令人頭痛的對手。請透過按摩予以消除，並且建議大家在洗完澡後進行。

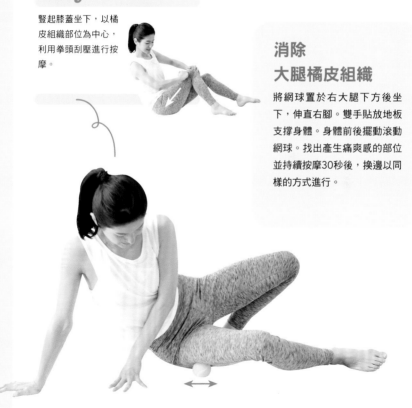

Easy 這樣做也OK

豎起膝蓋坐下，以橘皮組織部位為中心，利用拳頭刮壓進行按摩。

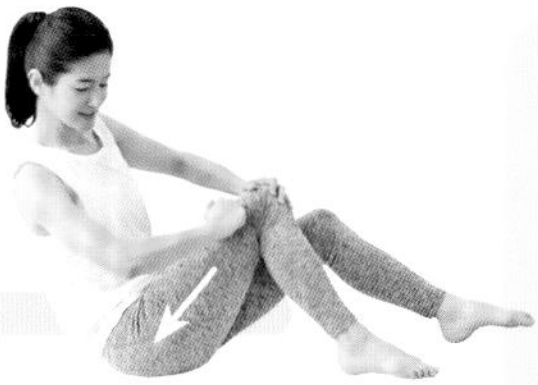

消除 大腿橘皮組織

將網球置於右大腿下方後坐下，伸直右腳。雙手貼放地板支撐身體。身體前後擺動滾動網球。找出產生痛爽感的部位並持續按摩30秒後，換邊以同樣的方式進行。

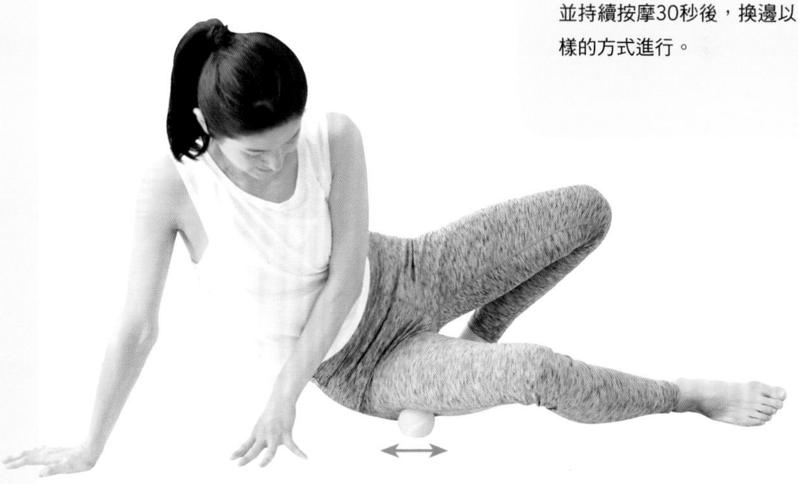

忍受30分鐘的空腹時間相當關鍵

讓內臟回春的輕斷食法

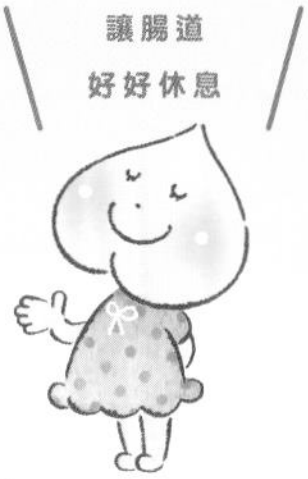

重點 1

產生飢餓感後的30分鐘內不吃任何東西

生長激素對成人而言是具有抗老效果的荷爾蒙。空腹時正是生長激素分泌的黃金機會！因此請忍耐30分鐘勿進食。超過30分鐘時血糖就會降得太低，須避免餓過頭。

重點 2

午餐吃得飽，晚餐吃得巧

在飽腹的狀態下就寢時，會導致內臟在睡眠中也得持續運作。早餐以蔬果汁或沙拉等蔬果類為主，午餐確實吃飽，晚餐則吃得巧又吃得早，確實建立這樣的飲食原則並加以遵守。

重點 3

避免想到就吃

三不五時就吃東西，腸胃便無法休息。改掉一回到家就開冰箱找東西吃、中午12點就該吃飯等習慣，只有在真正肚子餓的時候才進食。

臀肌伸展搭配調整飲食內容時，便能加快減重的速度。

我所推薦的做法為輕斷食。這是一種拉長空腹時間，以促進抗老成長激素分泌的進食方式。腸胃能在空腹時獲得休息，亦能防止內臟老化。

輕斷食並不需要連續好幾天不吃或強忍飢餓。重點在於不過量進食、產生飢餓感時先忍耐30分鐘。此外，細嚼慢嚥不但有助於消化，還能減輕腸胃的負擔。

重點 4

醣類的攝取基準量占整體飲食的50～55%

在營養方面，則建議大家一天攝取50～55%的醣類、蛋白質與脂質則各為22.5～25%。應避免早上吃烤吐司、中午吃拉麵、晚上吃義大利麵這種三餐都以澱粉為主的飲食習慣。

重點 5

細嚼慢嚥，一口食物咬30下

仔細咀嚼後才吞嚥能減輕腸胃的負擔。而且，咀嚼有助於唾液分泌也是一大重點。這樣能刺激腦的飽食中樞，提早產生飽足感。

重點 6

隨時喝水＆溫開水

喝水能刺激交感神經，促進熱量的消耗。就像用溫開水洗碗比較容易去除油汙一樣，喝溫開水也有助於融解脂肪，因此應避免喝冰水，改喝常溫水或溫開水。

臀肌伸展Q&A

Q. 無法做到跟圖片一樣的姿勢

A. 只要有刺激到目標部位就算姿勢不完全相同也OK

受制於關節僵硬度與肌肉緊繃度，導致無法重現同樣的姿勢是大有可能的。不過只要文中標示出「刺激此處」的部位有實際感受到刺激，便無需拘泥腳的高度或手臂的位置。

Q. 該選擇哪些訓練來做呢？

A. 基礎清單再加上自己所需的項目

基礎四項鍛鍊法能全方面調整臀部功能。除此之外，還可搭配64頁起所介紹的局部瘦身與改善不適等加強版訓練。

Q. 似乎覺得沒什麼效果耶……

A. 請再次確認各項動作的要點

要對臀部產生效果，伸展方向與反方向之間必須形成拉鋸力道。覺得沒效或許是反方向並未施力的緣故。進行時請將意識集中在「膝蓋壓住地板」等重點解說上。

Q. 一週該進行幾次才好？

A. 每天都能撥出一點時間進行是最好的

臀肌伸展並不是過度操勞肌肉的訓練法，因此適合每天進行。意識到臀部的機會愈多，愈能提早收到成果。希望各位讀者都能樂在其中，並當成每天的習慣持續鍛鍊。

Q. 有不適合進行的時段嗎？

A. 避開飯後30分鐘以及身體疼痛時

剛用完餐後正是身體進行吸收消化的時間，最好能稍事休息。當腰痛或肩膀僵硬等痠痛程度嚴重時，可能會引起代償作用。此時不妨暫停鍛鍊，或調整動作減輕負荷。

Q. 「一心二用」也沒關係嗎？

A. 熟練後「一心二用」也可行

將意識集中在應該出力的部位與注意點上，有助於發揮效果，因此能專心進行其實是最理想的。不過動作已熟練後，一心二用也無所謂。可以在看電視或哄孩子睡覺等時段進行。

第4章

臀肌伸展
加碼運動
加快減重速度

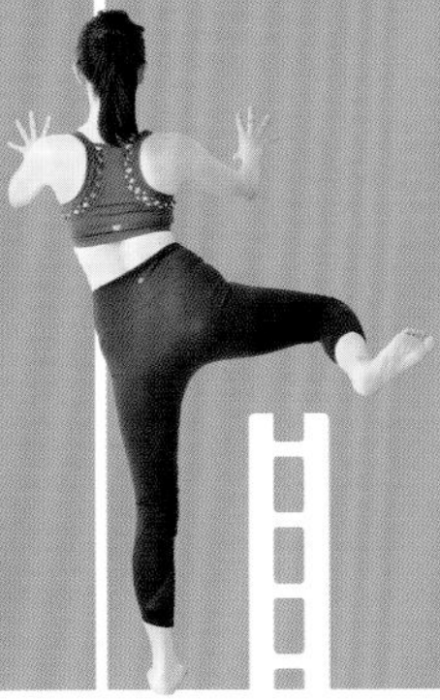

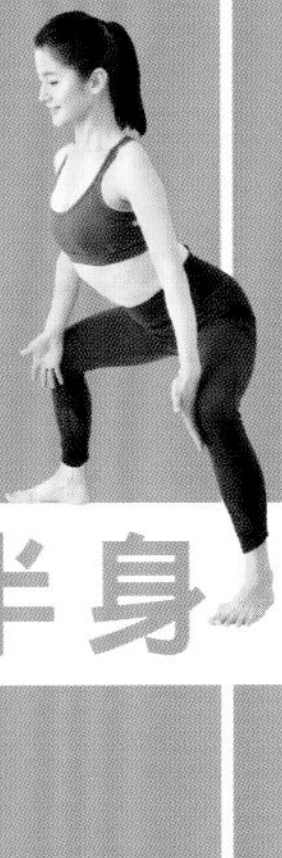

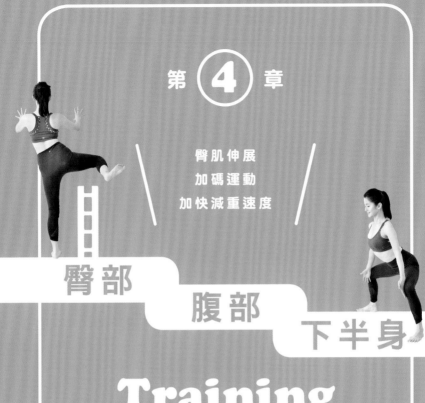

臀部 腹部 下半身

Training

訓練

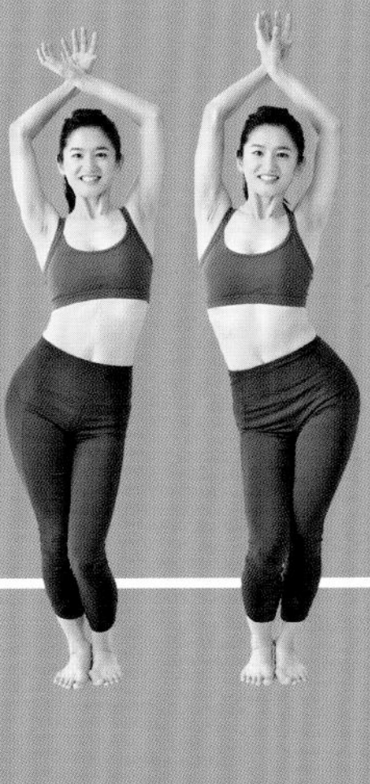

坐姿倒退前彎

做法

雙腳往前伸直坐下。此時膝蓋彎曲也OK。接著在可行的範圍內將上半身往前彎，在臀部倒退移動的同時，身體逐漸往下壓。

進行30秒

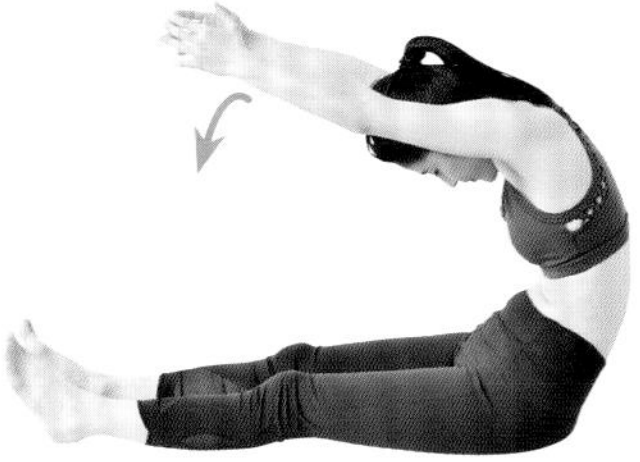
NG
上半身刻意往前倒
會造成反效果

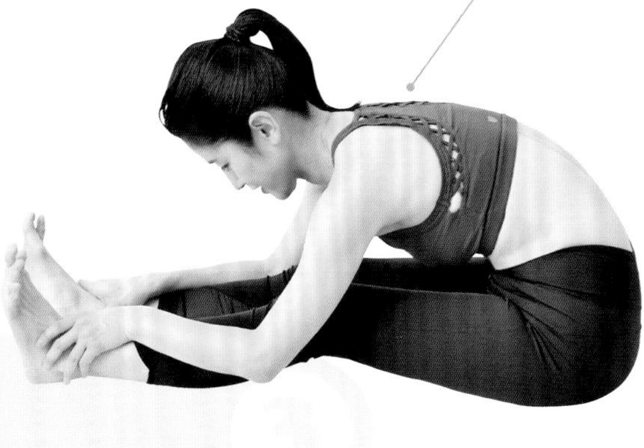
前彎幅度會自然地變大

前彎的目的，是為了幫助活動骨盆周圍的肌肉。
雙腳伸直坐下，頭往前倒的前彎姿勢，會讓骨盆往後傾並僵在原位，造成反效果。
以臀部倒退移動，身體就能順勢往前彎。

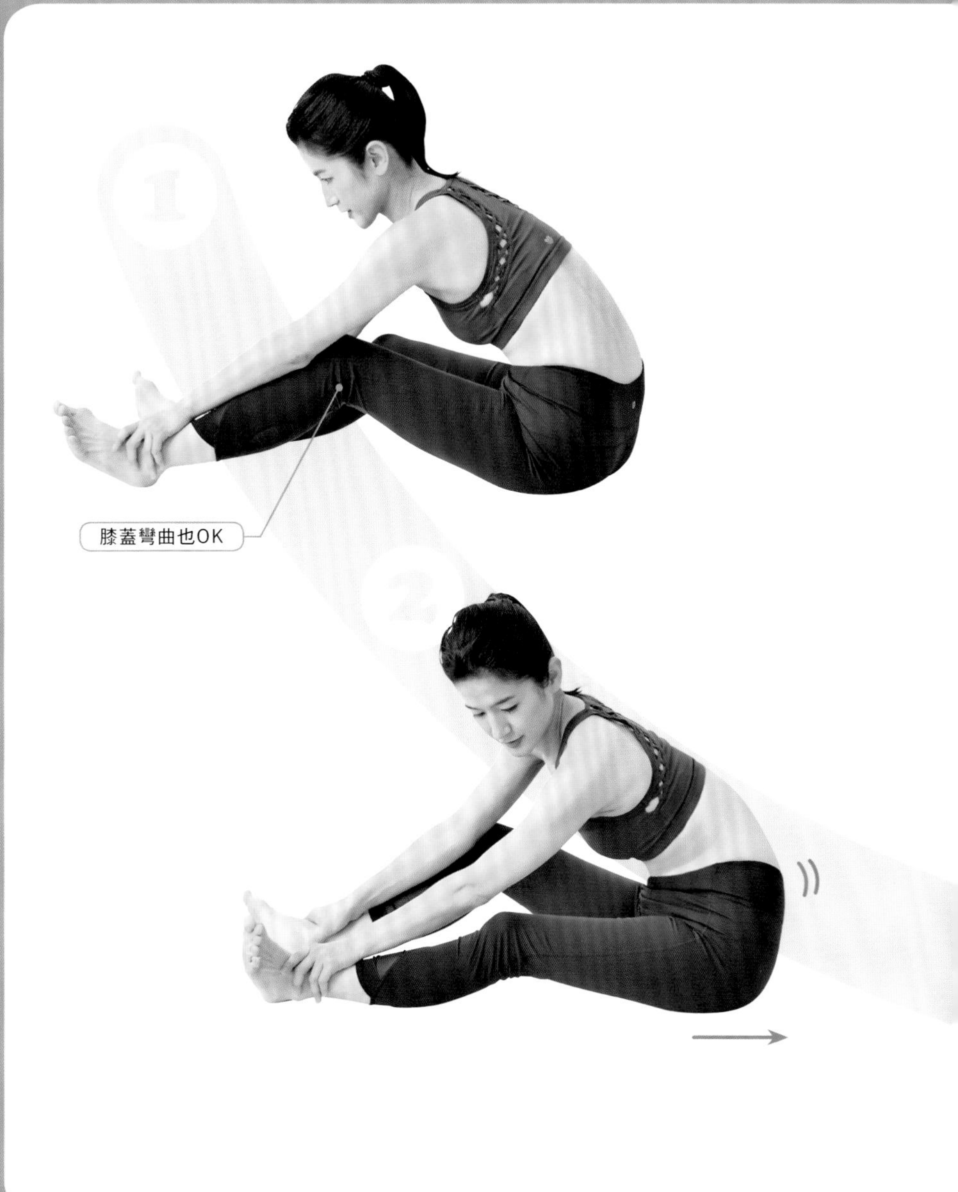

從深層肌肉縮小腹部肌群

滾滾抬腳法

做法

呈平躺姿勢。手肘彎曲貼放地面，雙腳往上抬，膝蓋稍微彎曲，緩緩地往左倒後回到原位，接著往右倒後再回到原位。不是利用雙腳的作用力回到原位，而是以脊椎為起點，搭配吐氣，藉由腹部的力量歸位。

進行10組

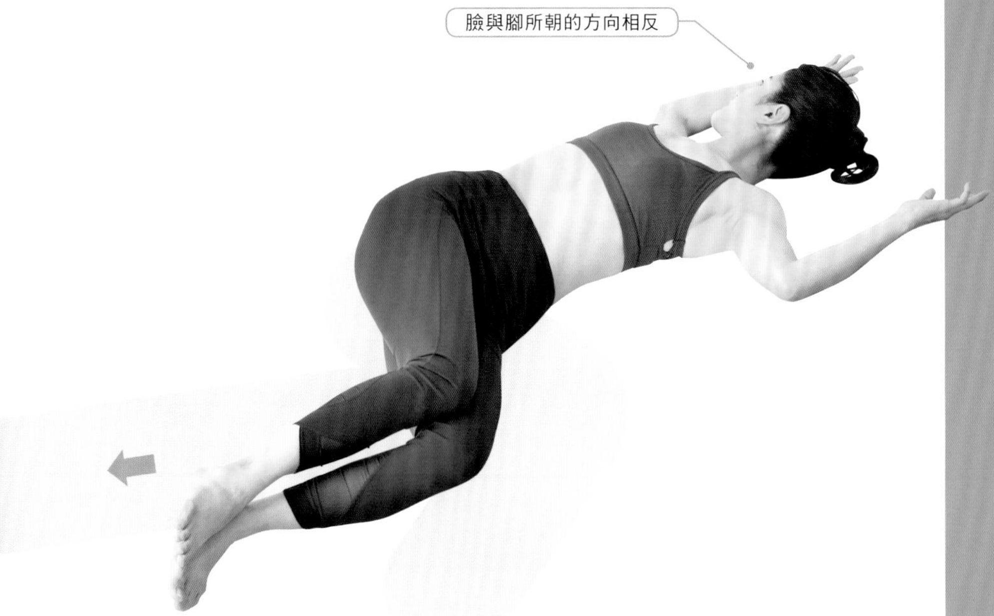

固定雙腳、抬起上半身的一般仰臥起坐，容易引起代償性動作，
導致只會鍛鍊到淺層肌肉。而這項訓練則有助於掌握「從脊椎動起來」的概念，
並達到刺激深層肌肉的效果。

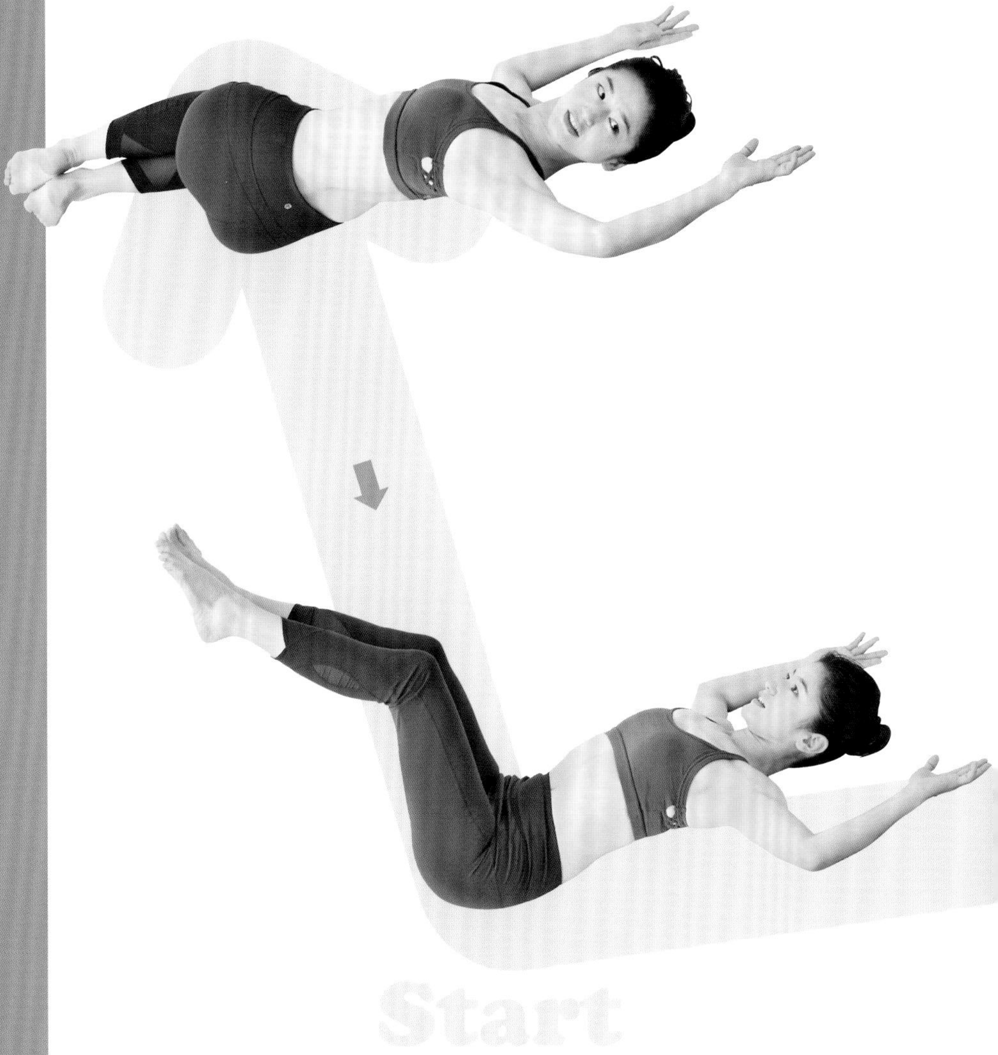

確實鍛鍊大腿後側肌肉

壓牆深蹲

做法

站在牆壁前，雙腿大幅張開，臀部貼靠牆壁。維持臀部靠牆的姿勢，緩緩地彎曲膝蓋，上半身往下壓，接著膝蓋打直回到原本的姿勢。進行時不是將全身重量壓在下盤，而是讓臀部以相等的力道持續貼壓牆壁。

進行10次

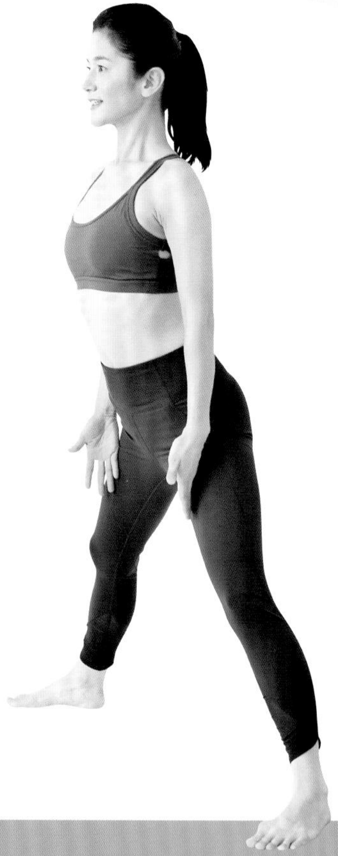

深蹲是最適合用來鍛鍊雙腿的運動，
不過許多人往往會依靠大腿前側的力量來完成。臀部貼牆進行深蹲時，
就能自然而然地使用到臀部、大腿後側與腹部的力量。

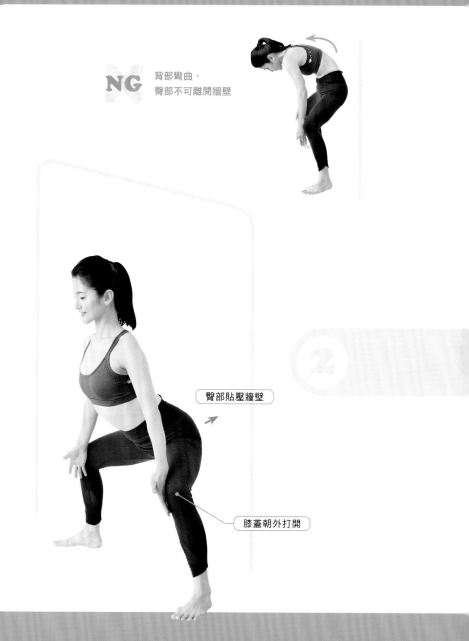

NG 背部彎曲、
臀部不可離開牆壁

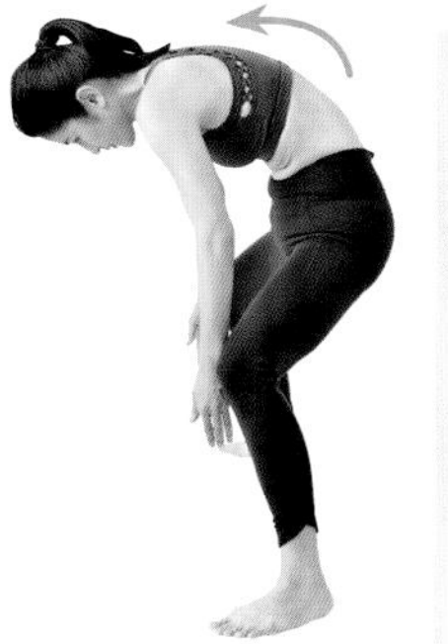

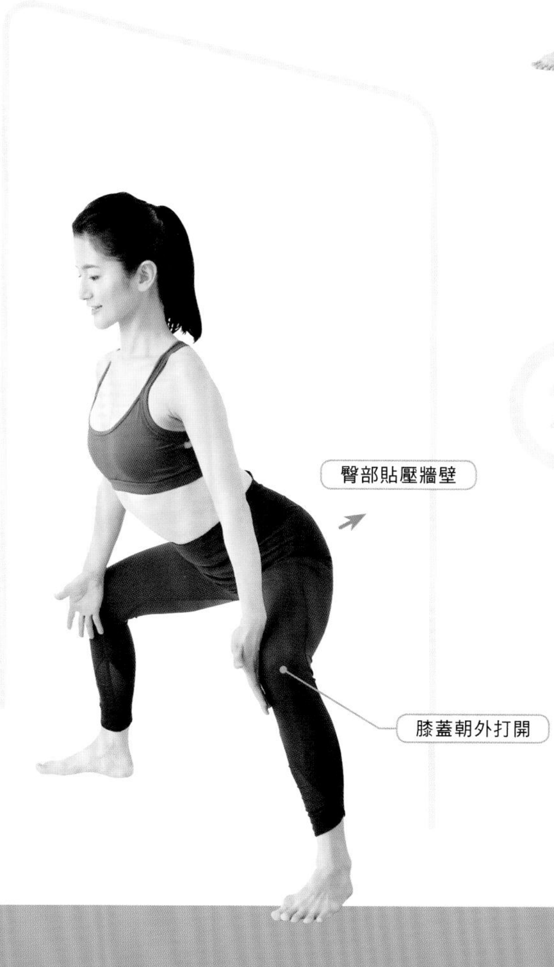

跨空心磚運動

這是以髖關節為支點活動雙腳的訓練。重心在前方時，就不容易活動髖關節。請以牆壁為輔助，將重心放在中央。

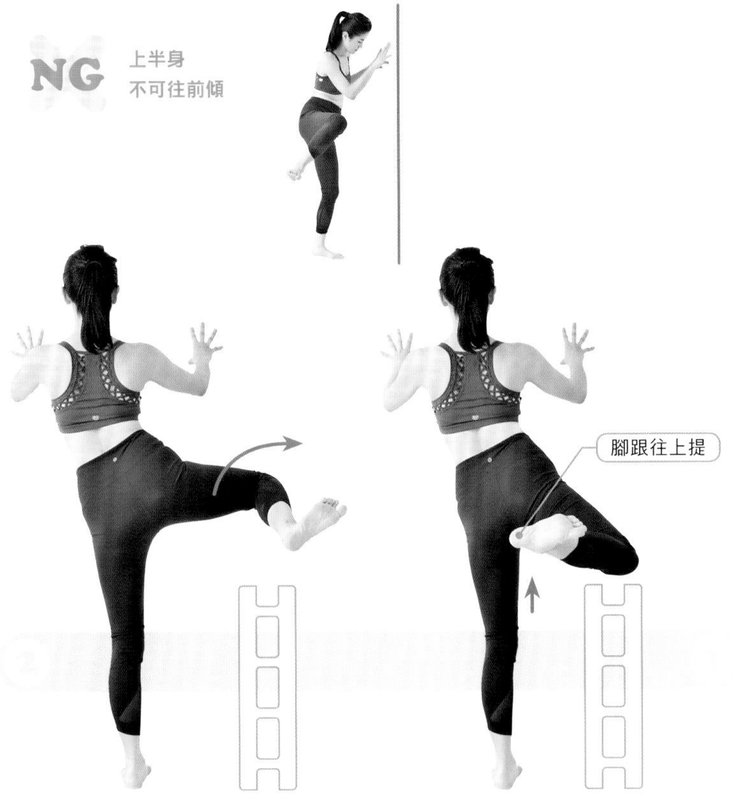

做法

手掌貼牆站立，抬起右腳，膝蓋朝外彎曲。膝蓋的位置偏低也無所謂，只要確實抬起腳跟即可。假想腳邊擺著空心磚，單腳腳尖朝外，反覆進行往旁跨再回到原位的動作。另一側也以同樣的方式進行。

左右各做10次

扭轉腹肌、消除小腹

人體圓規

扭轉腹肌帶來刺激，能對小腹、
腰線等腹部周圍產生作用，達到緊實的效果。也有助於提臀！

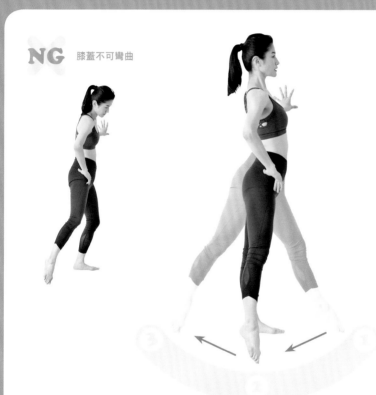

NG 膝蓋不可彎曲

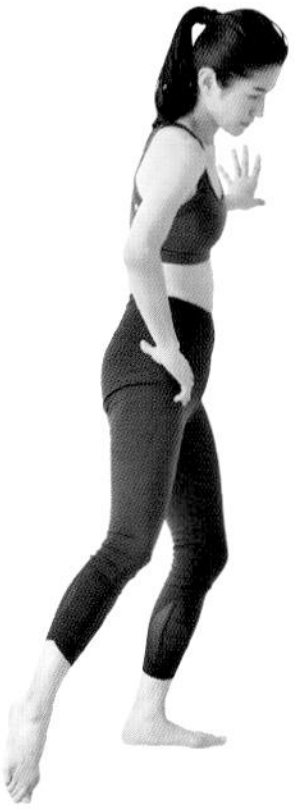

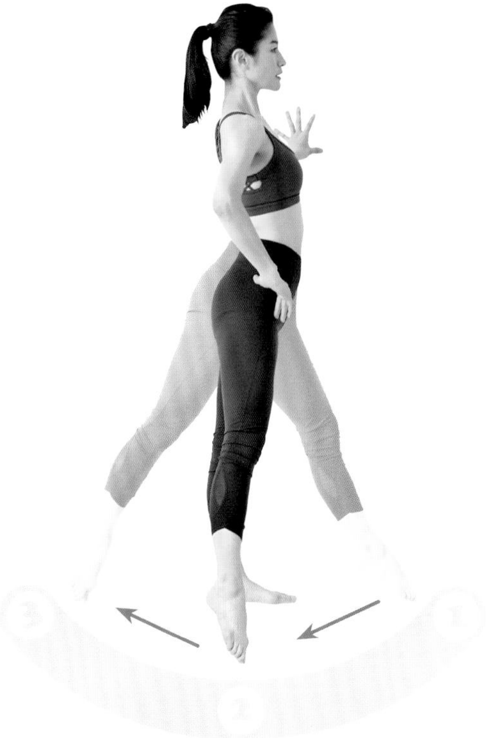

做法

左手貼牆，筆直站立。右腳往前伸，腳尖點地，再往右伸出點地、接著往後伸出點地，腳尖以此三點為基準畫圓。另一側也以同樣的方式進行。

左右各做10組

左右擺臀強化腰線

肚皮舞風運動

骨盆歪斜的最主要原是缺乏活動，因此可透過左右擺動臀部的方式來消除歪斜。這個動作還能刺激到側腹，也有雕塑腰身的效果！

Challenge

抬起手臂

手臂往上舉、雙手在頭上形成交叉，便能增加腰部周圍的負荷。身體能夠維持軸心不亂晃時，就可以挑戰這個進階版。

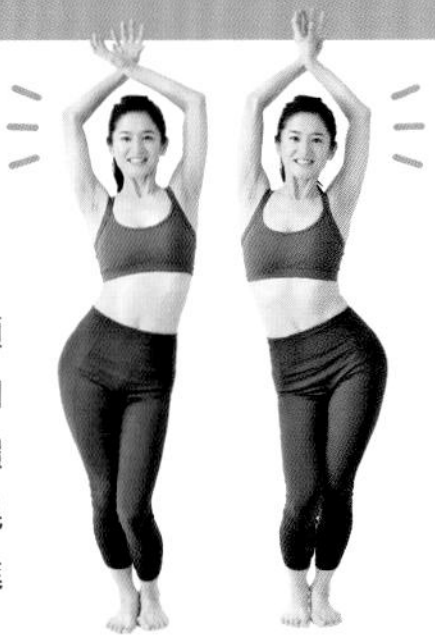

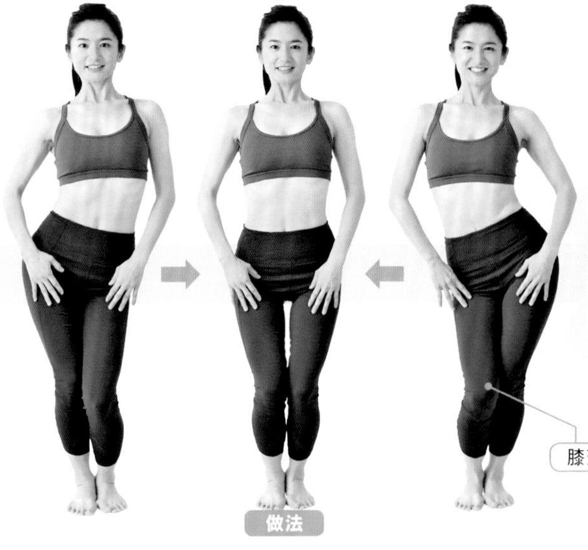

做法

雙腳併攏筆直站立，膝蓋稍微彎曲。上半身保持不動，比照用臀部寫字的做法，緩緩將臀部由左往右擺動。手貼在鼠蹊部上時，更能意識到腰部的動作。

進行30秒

活動骨盆剷除贅肉

彎曲＆拱起背部

以骨盆的動作帶動脊椎活動，緊實背部線條。
這項運動不但能消除骨盆的歪斜，還能預防腰痛。

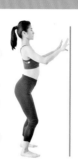

Easy 這樣做也OK

上半身呈筆直狀態

若骨盆過於僵硬，往往就容易前傾，引發代償作用。剛開始進行時，上半身可以保持筆直的狀態，腰部跟著動也OK。

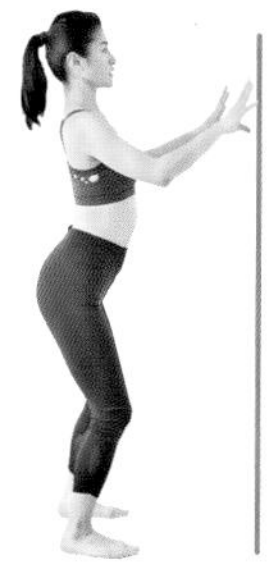

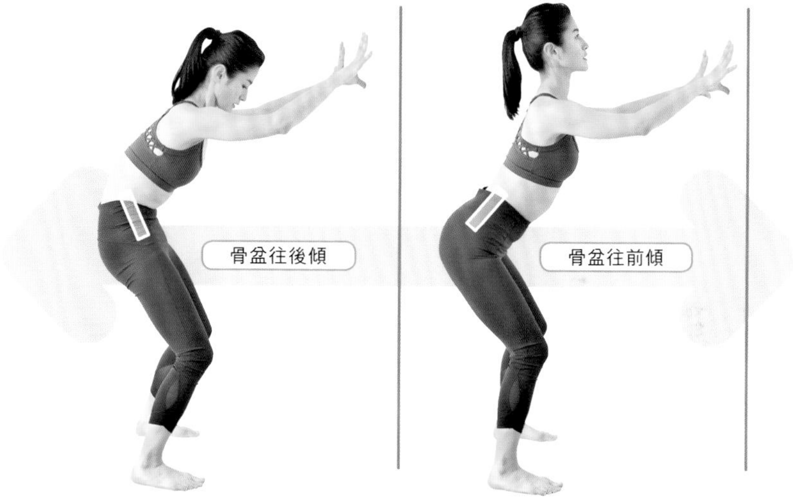

做法

站在牆壁前，膝蓋微彎，上半身稍微往前傾。手貼牆但不承受全身重量，而是讓手與牆壁之間形成拉鋸力。在此狀態下將骨盆往前傾並拱起背部，接著則往後傾縮起背部，反覆進行這兩個動作。

進行30秒

將注意力放在「做得到」的項目上，「做得到」的項目就會變多，進而產生自信

本書在日本的出版日，恰好是我42歲的生日，對我來說，算是犒賞自己的最佳禮物。

許多學員對我表示「這是終身受用的保健法」、「不必再定期上醫院報到」，讓我體會到培養自我能力的重要，也讓我愈發想分享「自己的身體自己救」的喜悅，因而決定撰寫這本書。

我所提供的一對一骨盆矯正訓練，是自力矯正搭配曲線雕塑的獨門訓練法。我會觀察學員的動作，分析身體出問題的原因，並且活用腦部機制，協助學員習得自力解決的方法。

不僅限於減重，也有很多學員是為了改善身體的歪斜與疼痛等各種症狀而來。無論哪一種狀況，每個人都能找到適合自己的自力矯正法。

哪怕「做得到」的項目只有1％也好，將注意力集中在此就對了。如此一來，「做得到」的項目就會變多，進而產生「能以自身的力量做出改變」的自信。

能否充滿活力過著彩色人生的關鍵，我想應該取決於身體的健康吧。而身體的健康必然會與心理的健康相連結。

偶爾會感到沮喪、覺得不安是沒關係的！因為我也是這樣。願各位讀者都能在跌倒後重新站起來，度過樂觀愉快的人生。

在此要向拿起本書閱讀的讀者，以及負責編製

本書的相關人士致上謝意。

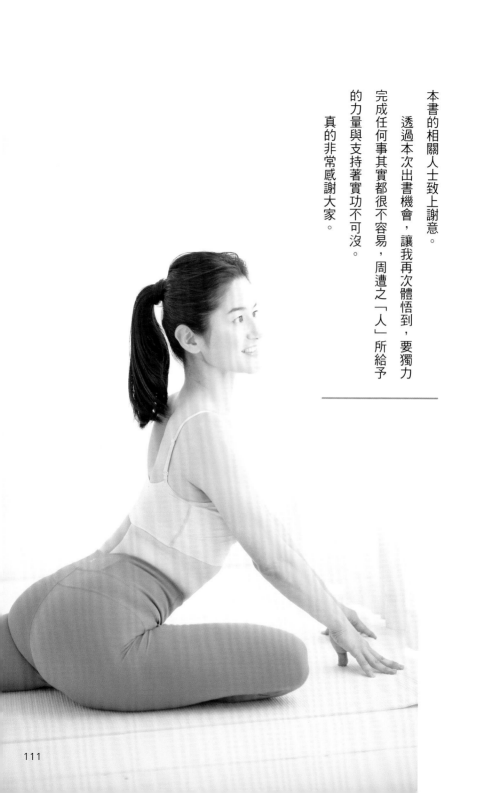

透過本次出書機會，讓我再次體悟到，要獨力完成任何事其實都很不容易，周遭之「人」所給予的力量與支持著實功不可沒。

真的非常感謝大家。

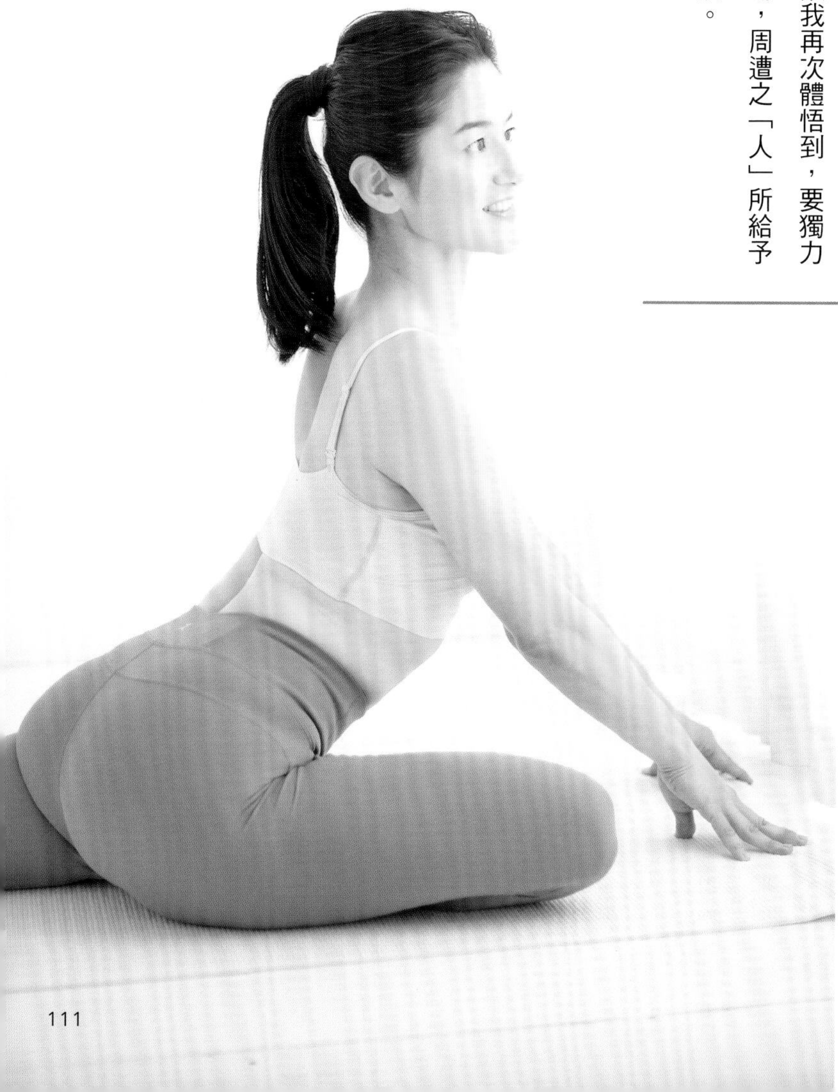

日文版Staff

設計	木村由香利（986DESIGN）
攝影	臼田洋一郎
插圖	根岸美帆
	內山弘隆
妝髮設計	大門友子
整體造型	西本朋子
製作協力	北村朋子（SDM）
	橫川未来美（SDM）
編輯協力	及川愛子
編輯	彥田恵理子

國家圖書館出版品預行編目資料

一分鐘隨時做!讓小腹平坦的臀肌伸展操/
Naoko著；陳姵君譯. -- 初版. -- 臺北
市：臺灣東販股份有限公司, 2021.03
112面；14.7×21公分
譯自：1分おしり筋を伸ばすだけで劇
的ペタ腹！
ISBN 978-986-511-635-4(平裝)

1.健身運動 2.運動訓練

411.711　　110001242

一分鐘隨時做！
讓小腹平坦的臀肌伸展操

2021年3月1日　初版第一刷發行
2021年12月21日　初版第二刷發行

作　　者　Naoko
譯　　者　陳姵君
編　　輯　魏紫庭
美術編輯　竇元玉
發 行 人　南部裕
發 行 所　台灣東販股份有限公司
　　　　　＜地址＞台北市南京東路4段130號2F-1
　　　　　＜電話＞(02)2577-8878
　　　　　＜傳真＞(02)2577-8896
　　　　　＜網址＞www.tohan.com.tw
郵撥帳號　1405049-4
法律顧問　蕭雄淋律師
總 經 銷　聯合發行股份有限公司
　　　　　＜電話＞(02)2917-8022

TOHAN